U0921588

国医养生课

跟《黄帝内经》学养生

肝好人不老

吴中朝 / 编著

海峡出版发行集团 | 福建科学技术出版社
THE STRAITS PUBLISHING & DISTRIBUTING GROUP | FUJIAN SCIENCE & TECHNOLOGY PUBLISHING HOUSE

图书在版编目（CIP）数据

肝好人不老/吴中朝编著. —福州：福建科学技术出版社，2016.9（2025.3重印）
（国医养生课）
ISBN 978-7-5335-5115-5

Ⅰ.①肝… Ⅱ.①吴… Ⅲ.①柔肝-养生（中医）Ⅳ.①R256.4

中国版本图书馆CIP数据核字（2016）第189411号

书　　名 肝好人不老
国医养生课
编　　著 吴中朝
出版发行 海峡出版发行集团
福建科学技术出版社
社　　址 福州市东水路76号（邮编350001）
网　　址 www.fjstp.com
经　　销 福建新华发行（集团）有限责任公司
印　　刷 天津鑫旭阳印刷有限公司
开　　本 710毫米×1020毫米 1/16
印　　张 16
图　　文 256码
版　　次 2016年9月第1版
印　　次 2025年3月第3次印刷
书　　号 ISBN 978-7-5335-5115-5
定　　价 68.00元

前言

QIANYAN

眼睛干涩、视力下降、上火易怒、心情郁闷、面色萎黄、头发枯槁、胸闷痞塞、食欲不振、四肢无力……相信很多人正在被这些“小问题”困扰着，然而这看似平常的“小问题”，往往预示着你的肝脏出了问题，有些可能还是重大疾病的征兆。

作为五脏之一，肝肩负着重要使命。

从西医角度看，肝是人体最大的解毒器官，我们吃进的任何食物，都需要肝来解毒，各种营养的分解代谢也都少不了肝的参与。

从中医角度看，肝是我们身体的“血库”，肝有藏血并支配血液向全身输送的功能。肝不好，就会出现各种血证，如贫血、皮肤出血、月经不调等；肝主疏泄，统调着全身的气机，如果疏泄异常，人的情绪、消化、生殖等都会受到一定的影响……然而现代生活的快节奏、高压力，以及不安全的饮食、不健康的生活习惯等，都在给我们的肝脏添加负担，如果不及时为肝减负，很容易让它功能下降，甚至引发各种病变。

生活中我们经常发现，同样年龄的人，有的格外显年轻，而有的很容易容颜渐衰，归根到底也与肝有着密切的关系。中医认为，人的身体受着气血的滋养才能维持健康。气血充盈，五脏六腑、四肢百骸得到濡养，当然就能面色红润、头发乌黑、声音洪亮、行动敏捷；反之则老态尽显。而肝则是生养和调配气血的关键。所以，想要人不老，养好肝就显得格外重要。

关于五脏调养，《黄帝内经》给我们提供了许多理论，如“肝色青，宜食甘”“人卧血归于肝，肝受血而能视，足受血而能步，掌受血而能握，指受血而能摄”等等。这些理论很多与现代医学有相通之处，为我们养肝护肝指明了方向。本书正是以此为指导，讲述了肝的作用及保养方法，涉及衣食住行各个方面，只要我们稍加留意，就能让肝气舒畅、肝血充盈，摆脱各种小病烦恼，预防大病的发生。

需要注意的是，中医养生治病讲究辨证论治、因人而治，书中涉及的一些中药及药方只作为养生及辅助调理疾病之参考，并不能代替医生治疗。患有疾病者，如需药膳调理，使用前要向医师咨询，不可擅用。

养生是一件需要长期坚持的事，也是一件需要随时随地留心的事，愿本书能为你养肝提供有益的参考，愿健康与你长伴。

目录

MULU

第二章
顺应天时养好肝

第三章
吃对食物，肝血足，气色好

第四章
12 味中药，让你气顺血足

第五章 养肝最有效的八大穴位

第六章
动起来，让肝脏保持年轻态

第七章
细节决定健康，生活中的养肝学问

第八章
12 种常见病症从肝调理

专题：《黄帝内经》教你肝病问题早发现

我们的身体很“敏感”，一旦出现问题，就会发出“运转异常”的信号，留下“蛛丝马迹”，我们需要做的就是留心这些现象。肝脏也不例外，如果出现以下迹象，就要当心肝脏有问题了。

⊙ 眼睛干涩

中医经络学认为，足厥阴肝经连接目系，从目系到面颊深层处，再下行至口唇之中，故素有“眼为肝之外候”的说法。换言之，肝脏若是产生某些病变，在双眼一般都会呈现出来。比如，眼睛干涩、视物不清，极有可能是缺血了。若是再出现口苦之症，则很有可能是肝功能异常了。

⊙ 眼底出血

肝有藏血的功能，如果肝功能出现异常，比如肝火过旺，就会逼迫血液妄行，从血管中溢出来，无法回流至肝脏而沉淀在脏腑组织中，出现一些异常出血症状，比如眼底出血。因此，当出现眼底出血症状时，要及时排查器质性病变。

⊙ 口干口苦

很多人有的时候早上起来会觉得口干口苦，即使喝蜂蜜水、柠檬水，也无法改善，尤其是长期精神压力大、生活不规律、饮食无节制、经常熬夜加班的人，更是觉得“苦不堪言”。

《黄帝内经·素问·奇病论》中说：“胆虚气上溢，而口为之苦。”口苦常是胆汁外溢造成的。胆汁由肝脏分泌，储存在胆囊里，然后流到肠道中参与消化。肝胆相连相系，肝气郁结可导致胆经瘀滞，使一部分胆汁被逼逆流进胃里，而胃又与食管相连，食管与口相通，就会让人觉得口苦。另外，肝郁化火，肝火可直接升腾到口中，让人觉得口干舌燥，要大量喝水才觉得舒服。

⊙ 指（趾）甲异常

中医认为“肝者……其华在爪”。“爪”即指（趾）甲，“其华在爪”意思是肝脏内在的光华都表现在指（趾）甲上，也就是说，指甲是肝脏的外在表现之一，从指（趾）甲的外观能看出肝的健康状况。肝血足，指（趾）甲富有光泽且不易折断；若肝血不足，则指（趾）甲颜色黯淡、萎软易断，甚至容易变形或脆裂。另外，若是指（趾）甲白得像玻璃，多半是肝硬化的反映。

⊙ 情绪暴怒

如果你身边有人动不动就发怒，你千万别以为他或她只是脾气大而已，这可能和其肝功能失调有关。肝性条达而不愿委曲，如遇屈辱则肝必急而生怒，故肝“在志为怒”。如果肝的疏泄功能失衡，肝气抑郁，就易盛怒。怒极又容易伤肝，形成恶性循环。容易发怒，可以多饮些平肝理气的菊花茶饮。

⊙ 面色发黄

脸色发黄多与气血不足、脾胃虚弱有很大的关系。然而，归根结底在于肝脏。因为“肝藏血”，肝血不足，脸部皮肤组织得不到血液的滋养，就会变得暗黄；脾胃是气血生化之源，肝血不足或肝火过旺，会影响到脾胃的消化吸收功能，使气血化生不足，从而影响面色。

⊙ 四肢无力

肝藏血、主筋，筋和肌肉屈伸配合，才能控制肢体的运动，给予肢体力量。《黄帝内经·素问·五脏生成》中说：“足受血而能步，掌受血而能握，指受血而能摄。”四肢的营养依赖于肝，如果肝血不足，筋失濡养，长期下去就会感到四肢无力。

⊙ 关节酸痛、经常抽筋

肝脏是人体的血库，肝血具有濡养全身筋膜的功效，而骨头、关节、肌肉只有在筋的牵拉带动下才能活动。

可以说，人体关节能不能灵活运动，与肝血息息相关。只有肝血充盈，身体筋腱获得充足的滋养，关节、四肢才会强壮有力、行动灵活。相反，如果肝脏功能异常，肝血不足，筋得不到滋养，就会变得僵硬起来，从而引起关节酸痛、抽筋等。

第一章

DIYIZHANG

养肝就是养气血，气血足人不老

我们常说某某气色好，气色好其实就是气血足的表现，人体之中，与气血最为密切的就要数肝了，所以养气血的关键就是要养好肝。

但是，中医所说的肝跟西医的肝脏是有所不同的。肝到底是什么？肝是如何影响我们的气血，甚至是健康的？怎样才能养好肝呢？本章将一一解答。

中西医眼中不同的肝

肝，五脏之一，是人体最大、功能最多的器官，也是维持生命活动的重要器官。然而，对于肝的理解，中医与西医有所不同。

一般而言，西医所说的肝主要基于解剖学角度，与我们平常所说的“肝脏”是一个意思，属于一个具体概念。而中医所说的肝就更为广泛、更加复杂一些，它不仅包括了“肝脏”，也指一个功能活动系统，属于比较抽象的概念，就连人的精神活动范畴都包括在中医所理解的肝范围之内，甚至与肝脏息息相关的一系列器官，如眼睛、筋骨、消化系统等都属于它的范畴。

⊙ 西医所说的“肝”就是肝脏

正常的肝脏位于人体右季肋区及腹部上区，呈红褐色，形似楔形。大部分肝脏都被肋弓所覆盖，露出部分仅局限于腹部上区、右肋弓间，而且直接与腹部前臂触碰，肝脏的上面还与膈及腹部前壁相连。

有人或许有过这样的经历，或者见到过这样的情景：医生在进行肝脏触诊检查时，通常会要求患者做呼吸配合。这是为什么呢？因为，肝脏的位置通常会因为呼吸动作而发生改变。平静呼吸时，肝脏的位置会发生 2~3 厘米的升降。若是站着吸气，肝脏会稍微下降一些；若是仰卧呼气，肝脏会稍稍上升一点。

另外，肝脏在人体体重中所占的比例也是举足轻重的。一个成年人的肝脏大约可占体重的 2% 以上。统计数据显示，我国成年男性的肝平均重达 1157~1447 克，女性则可达到 1029~1379 克，最重的肝甚至高达 2000 克。肝脏这么重，其体积自然也不小。一般来说，一个成年人的肝脏长约 25.8 厘米，宽约 15.2 厘米，厚约 5.8 厘米。

肝脏的重要性不仅表现在体积与重量方面，在维持生命活动的过程中，肝也具有十分重要的意义。肝不仅能帮助营养代谢，为机体提供能量，还起着解毒、促进脂肪消耗、制造血液等功能。从西医研究来看，肝脏的功能超过 200 种之多。

肝脏还是一个很神奇的器官，具有其他脏腑没有的特殊功能——再生。临床实验证实，肝脏即使被切掉一半，或者患者的肝脏部位受到严重损伤，残留的正常肝细胞仍然可以正常工作，并长回原来的大小。

⊙ 中医：肝主要有疏泄和藏血的功能

中医认为，肝的功能，主要为疏泄与藏血。

肝主疏泄

肝具有调畅气机的功能，能疏通并调节全身各脏腑组织的气机以维持平衡。另外，肝脏还能通过疏泄功能来调节人的情志、促进消化吸收、维持气血运行、平衡水液代谢、调节性功能与生殖等。

肝主藏血

肝主藏血，具有储藏血液、调节血量的作用。肝通过贮藏血液来维持其自身的阴阳平衡、气血和调。反过来，血液也有护肝养肝的作用，如果血流量减少，就会使肝内血液循环功能下降，肝脏吸收营养、代谢和清除毒素的能力也相应减退。

当然了，肝的功能绝不仅仅这两种，肝主升发，升发顺畅与否，关系到五脏六腑的运行是否正常；肝主筋，肝好人的四肢才能有力；肝开窍于目，肝好才会有好的视力。

肝主疏泄，统调全身气机

肝主升、主动，可调畅全身气机，推动血液及津液的运行，促进脾胃的运化作用，这就是所谓的肝脏的疏泄功能。从字面上解释，疏即疏通，泄就是所谓的升发。

一般情况下，人体内气机的运行具有一定的规律性，人体脏腑的活动离不开气机的升降出入。如果肝的疏泄功能正常，气机升降出入便可自如，人体气的运动也就顺畅了。气血畅行无阻了，各个脏腑器官的功能活动也就能协调运作；否则气血运行不畅，脏腑气机就容易逆乱，从而引发各种疾病。

⊙ 肝疏泄正常，人的情绪才平和

肝者，将军之官，谋虑出焉。

——《黄帝内经·素问·灵兰秘典论》

现代社会，生活节奏快，人们往往免不了容易急躁，“心平气和”，一个简单的词，却成了奢望。其实，要想达到“心平气和”，也是离不开肝气的顺达。换句话说，肝气若能处于一种既不抑郁也不亢奋的状态，情志便可变得舒展、爽朗，身体健康便有了保障。

中医认为，人有七情，即“喜、怒、忧、思、悲、恐、惊”，肝脏若是能保持正常的疏泄功能，人体的气机舒畅、气血调和、经络通畅，人的精神活动就会正常，从而有利于调控七情的变化。若七情变化太激烈，超过了肝的调节能力范围，人体内在的平衡状态便会失调，气机一旦逆转，极有可能就会产生心身疾病。

肝在五行中属木，喜条达，恶抑郁。日常生活中，若是遇到令人生气的事情，脾气一上来，头晕目眩、眼睛发胀，甚至气晕过去都是常有的事。这其实就是肝气运行过于向上造成的。很多影视剧中也有“气得吐血”这样的情节，看似夸张，其实也正常，有一定的道理。《黄帝内经》中就说：“大怒则形气绝，而血菀于上，使人薄厥。”意思是说，大怒会使人的气血逆行而上，导致晕厥。

肝气疏泄太过固然不好，反过来，若是肝气疏泄不足，人的身体也会出现问题。肝气疏泄不足，气就容易在体内郁积，肝经所经过的部位，比如胸部、乳房、胁肋等部位就容易出现胀痛不适。这种气郁的情况如果长时间得不到缓解，很容易引发抑郁症。对于女性来说，乳腺增生、月经不调等疾病很多情况下也都是由这个原因造成的。当然，肝气不舒对肝本身也是具有相当大的危害的，能引起多种肝脏疾病。

当今社会，每个人的学习、工作乃至生活节奏都变得特别快，人们的压力也越来越大。长期饱受过重压力的折磨，紧张、急躁、抑郁等情绪很容易就会出现，这些都会对肝的健康构成威胁。对于这些情况，我们千万不可忽视，一定要注意及时调整情绪，情绪平稳了，才能让肝发挥正常功能，让全身气机通畅。忙碌之余，不妨挤点时间进行慢跑、散步、打太极，或者是听音乐、下棋等来放松一下，转移一下注意力，都对改善不良情绪大有帮助。

⊙ 疏泄好，消化才好

情绪不好表现出来可能是急躁、发脾气之类的，其实内在的影响也是不小的。情绪不好，一个重要的影响就是会让食欲低下，这听起来似乎有点玄，其实很正常，我们平时总听到“气都气饱了”之类的话，大概就是这个意思。

心情舒畅时，食欲大增，吃东西都香；相反，心情抑郁，食欲也变差了，常常出现消化不良、嗳气返酸等不适。在中医理论中，这就叫做“肝气犯胃”。人体之气有清浊之分，清气向上，浊气向下。肝气疏泄正常，清气与浊气就会按照正确路线行进，食物中的营养物质也能输送到身体各处，食物残渣则经由大肠排出体外。

现实生活中，很多人一生气，就吃不下饭，还有一些人一着急生气就会肚子疼，总往厕所跑，这在中医看来都是“肝脾不和”的表现。因为肝属木，脾属土，五行中木克土，所以人一生气，肝气就会上行，若是肝气克制住了脾土，就会影响脾的运化功能，脾不好，消化就不好，人自然就没有食欲，严重的还会出现腹痛、腹泻等问题。

⊙ 疏泄也会影响生殖功能

很多人可能会有疑问，人体生殖功能应该是由肾来决定的，怎么跟肝有关系呢？其实我们看看女性问题就知道了。

很多女性如果是到了月经期情绪不好，往往会就出现月经不调的情况。为什么呢？因为情绪不好，肝气也就不能正常疏泄，肝气郁结就容易发生血瘀，进而影响月经的正常周期。另外，气血瘀滞，也容易出现痛经等不适。

当然，男性生殖功能也与情绪有关，像阳痿或早泄等问题，如果不是器质性病变引起的，那多半就要从情绪上找原因了。

另外，肝的疏泄也会影响体内水液的运行。《黄帝内经·素问·大奇论》中说：“肝雍，两胠满，卧则惊，不得小便。”人体津液的运行也离不开气，气行则水行，气滞则水停。如果肝气壅滞，气机不畅，可导致人体水液代谢不畅，出现水肿、小便不利的情况。

总之，肝的疏泄功能在人体健康方面起着重要作用：肝气顺达，气机顺畅，情绪趋于平稳，消化便可良好，其他器官也可正常运行；若是肝气有失顺达，气机就会紊乱，各种不适和疾病就会找上门来。

肝藏血，是人体血液的掌控者

医院里的急诊室、手术室用血都是由血库统一调度分配的，如果各个科室用血不多，血液就会被存放在血库之中。若是有急诊重病患者或手术时需要大量输血，血库就会把血液分发到需要的地方。

在人体之中，也有一个血库，那就是肝，肝担任着贮藏血液的角色，不需要时就将血液储存起来，要用的时候就将其输送过去。中医所谓“肝藏血”，大致就是这个意思。

具体来说，肝对血液的存储和调节作用，主要体现在三个方面。

⊙ 肝可贮藏血液

肝藏血，心行之。人动则血运于诸经，人静则血归于肝脏。何也？肝主血海故也。

——《黄帝内经·素问·本神》

肝藏血，主要是供人体活动所需。肝脏只有贮藏了足够的血液，人的身体才能正常运转。中医学认为，肝受血而能视，足受血而能步，掌受血而能握，指受血而能摄。肝有藏血之功，我们的眼睛方可看见周围的东西；血唯有达到我们的脚上，我们方能走路，而且走起路来才有劲；血到达手上时，人才能握起拳头；血达到指尖，人的手指才能完成各种精细动作。

若是肝出了问题，藏血功能就会失调，就会出现血虚或出血等问题。肝血不足，不能濡养于目和筋，会导致双目昏花、夜盲、四肢麻木或屈伸不利等。很多上了年纪的人会有这样的经历：白天看东西一切正常，一到黄昏或者光线昏暗的地方就会看不清楚东西，这就是肝血虚的表现。这种情况，多吃些补肝血的食物，服用鱼肝油，以帮助营养眼睛，视力很快就会好转的。女性若是肝血不足，则会出现月经量少，甚至闭经、不孕等问题。

⊙ 肝可调节血量

肝除了藏血之外，还能根据身体需要，合理地调节血量。在正常生理情况下，人体各部分的血液量是相对恒定的。但随着生理情况的改变，人体各部分的血液量也会发生变化。

《黄帝内经·素问》中就说："人动则血运于诸经，人静则血归于肝脏。"当机体剧烈活动或情绪特别激动时，人体各部分所需的血液量就会相应增加，贮藏在肝脏中的血液就会向机体的外周输布，保证机体正常活动。当人安静休息或情绪稳定时，全身每个部分的活动量相对减少，机体外周的血液需要量也会有所减少，部分血液便可归入肝脏之中。

正因为如此，中医养生强调"起居有时"。夜间血液流向肝脏时，身体应该充分地休息，让肝血回流贮存，让受累了一天的肝得到修复；

若此时还要熬夜，肝血不能回流，疲于奔命，到了第二天人就会非常累。长期如此的话，肝的健康就会一点点受损，进而引发各种疾病。

⊙ 肝统摄血液

“肝藏血”的“藏”不仅仅是储存的意思，还含有约束、固摄之义，即肝有使血液收摄于血脉之中，不使其溢出脉外，从而防止出血的功能。如肝藏血功能失职，则易致各种出血。对此，中医早有认识。明代章潢的《图书编》中就指出“肝者，凝血之本。”清代《傅青主女科》也说：“夫肝本藏血，肝怒则不藏，不藏则血难固。”

大多数出血，如吐血、鼻出血、咯血，或月经过多、崩漏等，都是肝统摄血液的功能失调所致。导致肝统摄血液功能失调的原因主要有三点：一是肝气虚弱，对血液的收摄无力。二是肝火过盛，伤了脉络，使得血液不能正常循环而溢出血管之外。三是肝阴不足，出血后血液不能很快凝住，致使出血不止。

严重肝病患者最后大都会出现出血症状，就是肝不摄血最直接的表现，因为肝功能的衰竭加重了人体凝血的障碍，甚至完全不能凝血，血液不再受控制了。

其实肝凝血不只是中医的观点，西医上也认同。西医研究表明，人体血浆所含的凝血因子，多数是在肝内合成的。肝功能损伤会导致凝血因子的合成减少，引起凝血障碍。

肝主升发，肝脏故障，累及五脏

我们已经知道，肝藏血，肝血可滋养五脏六腑，维持脏腑器官的功能以及活动。肝血旺，各脏腑器官才能得到充分滋养，机体才能保持健康。若肝脏受损，五脏六腑都会受到牵连。举个例子，肝藏血，肾藏精，精血之间是可以相互化生、相互为用的。若是肝血亏虚、肝的升发失调，就会影响到肾的功能。

肝脏功能受损

胆虚：
失眠多梦、虚烦不寐、遇事易惊恐、黄疸等

肾虚：
腰膝酸软、耳鸣耳聋、眩晕等

脾胃虚：
腹胀、腹泻、脘闷纳呆、胁肋疼痛等

心血不足：双目干涩、面色无华、心悸、眩晕等

肺燥：
干咳、易怒、胁痛、咯血等

肝主疏泄、藏血，所以，如果肝血不足的话，不仅会影响到肝本身，还会累及其他脏腑功能。这是因为人的身体是一个有机整体，五脏六腑在人体中各司其职，相互配合，维持着身体健康及生命活动。

如果把我们的身体比作工厂里的机器，五脏六腑则是一个个零部件，其中任何一个出现问题，都会影响其他零部件的正常运转，从而影响到整个机器的功能发挥。所谓“五脏之气，皆相贯通”就是这个意思。正因为脏腑间的精气是相通的，所以五脏六腑之间会发生“一荣俱荣、一损俱损”的反应。

⊙ 肝胆相照，肝有疾胆汁分泌会异常

肝气热，则胆泄口苦。

——《黄帝内经·素问·灵兰秘典论》

从位置上看，胆附着在肝叶之间，在生理功能方面也是相互影响的，在病理方面往往也比较容易相互传递。用“肝胆相照”“荣辱与共”来形容二者之间的关系再贴切不过了。

从中医角度看，肝胆互为表里。肝主疏泄，可分泌胆汁；胆主通降，可贮藏和排泄胆汁。胆汁来源于肝之余气，故胆能否顺利地排泄胆汁还得看肝的疏泄功能是否调畅。肝的疏泄功能正常，胆气便可畅行无阻，胆汁也可自如地畅流，然后通过肝胆的共同作用将胆汁输入肠道中，以发挥消化食物的功能；相反，若肝脏的疏泄功能失调，胆汁排泄不利，就会造成瘀积，易出现消化系统病变。胆汁不能排出去，还会逆流至血脉之中，在肌肤上呈现出来，即为黄疸。

《黄帝内经·素问》中说："肝气热，则胆泄口苦。"肝火旺，气机紊乱，胆难以正常地储存并排泄胆汁，于是胆汁就会逆行。咽乃胆的"守门人"，胆气上溢，口中就会发苦，而且经常伴有咽干。所以中医诊治口苦，往往是泻肝火，肝火消了，气机调畅了，胆汁分泌和运行顺畅，口苦的问题自然就解决了。

⊙ 肝肾同源，肝血不足肾气就不足

肝与肾的关系也是极其密切的，中医就有"肝肾同源"的说法，《黄帝内经》中说的"乙癸同源"就是"肝肾同源"。

肝肾同源，主要是指精血同源，换言之，肝肾都是以精血为物质基础的。肝藏血，肾藏精，肝血、肾精都是由水谷精微物质转化而来的。肝血的生化离不开肾中精气的气化，肾精的充足也离不开肝中血液的濡养。精能生血，血能生精，肾精与肝血相互滋生、相互转化，而且一荣俱荣、一损俱损。

我们都知道，肝主疏泄，肾主封藏。肝脏疏泄功能正常，肾气便可开合有度，更好地封藏起来。肾气封藏之后还有利于制约肝气的疏泄无度。如此合理地疏泄与封藏，可有效地保障身体的健康状态。比如，女性正常的月经来潮以及男性的正常排精能力，都是受这种疏泄与封藏支配的。如果肾藏与肝泄功能失调，女性月经周期容易紊乱，还会出现经量或多或少的情况，甚至还会闭经；男性则会出现遗精、滑精或阳痿等问题。

⊙ 肝胃互调，肝不好的人消化也不好

胃主受纳，负责腐熟水谷，胃气主通降。水谷进入胃之后被腐熟，经过初步消化之后，变成食糜，以更容易地被转运与吸收。正因如此，胃被中医称为“水谷之海”“太仓”等。

胃气主通降，使饮食下行，食下后胃就空了，胃空则可再吃东西，也就会产生食欲。当然，胃的这一系列功能运动离不开脾的运化功能。比如，胃气一旦虚弱，无力传送食物，饮食就会停留在胃内，胃不能受纳，脾便无可运化，消化吸收受到了影响，胃脘胀满疼痛也就出现了。若是胃气不降，甚至出现上行之势，就会引起胃脘胀满、嗳气、呃逆、呕吐等不适。

那么胃与肝有什么关系呢？肝主疏泄，通调全身气机，自然也就包括胃气了。所以，从生理状况看，两者是相互依赖、相互协调的：肝的疏泄功能能帮助胃的运化，胃的运化能力又可促进肝的疏泄功能。从病理角度看，两者也是相互影响的：肝的疏泄功能失调，便会横逆犯胃，胃气通降失和，也会影响肝气的升发。

肝气犯胃，大多会出现胃脘胀痛、嗳气、呃逆、呕吐、烦躁易怒、反酸等不适。所以如果身体出现这些状况，不要仅仅调理脾胃，养胃的同时还应该注重疏肝理气。

⊙ 知肝传脾，肝疏泄正常脾才会健运

肝属木，主疏泄，性喜升发、条达；脾属土，属阴，主运化，其气主升，以升为健。肝木是克脾土的，脾性又有点呆滞，这就意味

着脾容易瘀滞，故而需要依靠肝的疏泄才能发挥作用。

若是肝气过于充盛，横逆而行，侵犯脾胃，就会出现肝气犯脾的症状，表现为头晕目眩、急躁易怒、胸胁胀痛、腹胀、嗳气吞酸、大便溏泄等；若是肝气郁结，疏泄出现问题，气机不通畅，就会出现肝郁脾虚症状，表现为食少纳呆、脘腹胀闷、四肢倦怠、肠鸣失气、胁肋胀痛等。对于这两类问题，都需要健脾疏肝。

⊙ 肝血足则心气足

心主血脉，藏神。心气可推动与调控血液流注全身，发挥营养与滋润的功用；心还可统调全身的脏腑、经络、形体以及官窍的生理活动，甚至连精神、情志、思维等心理活动也可控制。生活中有个词语叫做“心肝宝贝”，那么，肝与心到底有着怎样的联系呢？

肝是贮藏血液、调节血量的“容器”，心是推动血液循环的“动力”。肝血足，心才能全力去推动，心气就足，心脏搏动有力，频率也会适中，血能正常地循行并输布全身，人体脏腑、四肢、肌肉、皮毛等均可得到濡养，正常发挥生理功能。

若肝血不足，心气便不足，血液运行必然失常，会出现心血亏虚之症，如心悸、心慌、失眠等，另外还会伴有精神不振、反应迟钝、记忆力减退等精神障碍。

另一方面，心主神明，主宰着情志、意识、思维等心理活动；肝主疏泄，可调节精神情志。肝疏泄正常，精神才会愉悦、意识才能清晰、思维也会明朗。反之，精神活动必然会受影响。因此，对于某些心神问题，比如失眠等，不光是要养心，还应该疏肝。

⊙ 肝火旺也会导致咳嗽

肺在五脏六腑中的位置是最高的，覆盖诸脏，气向下降则为顺。肝的位置正好在肺的下方，主疏泄，可助脾气升降，贮藏血液，调节血量，输注于心脉，整条经脉由下至上，灌注于肺，其气向上升发。

如果肝气疏泄正常，肺气肃降便可正常；若肝气疏泄失常，肝气郁结，气郁化火，即可灼肺伤津，形成“肝火犯肺”症状，表现出来就是咳嗽、痰黄，甚至咯血、胸痛、易怒、心烦口苦、头晕目赤、大便燥结等。反之，若是肺的肃降出现问题，气滞不畅，也会直接影响肝疏泄功能的正常发挥。

正因如此，临床上一般都会肝肺同治。比如，百日咳会出现痉挛性咳嗽，常常会出现回声，一定要咳出沫来才舒服；有时甚至会呕吐，严重者还会咳出血、胸胁疼痛等。中医治疗往往以泻肝为主，将肝火熄灭后再将肺气肃降，痰热便可下行，从而止住咳嗽。

肝主筋，肝好才能行动灵活

上了年纪的人总会步履蹒跚，肢体活动也受到一定的限制。事实上，行动不灵便也跟肝有关系。随着年龄的增长，人体肝血逐渐亏虚，肝脏之气慢慢虚衰，血不能养筋，人就会出现老态龙钟的模样。《黄帝内经·素问·上古天真论》中就说："七八肝气衰，筋不能动"，人到了"七八"（56 岁左右），若不能很好地养护肝脏，筋骨活动多半会受限。

中医认为，肝主筋，与肢体运动密切相关。筋的功能依赖于肝血的濡养，肝血充足，筋膜得养，关节运动灵活有力。

筋，即筋膜，附着于骨而聚于关节，是联结骨节、肌肉的组织，同时对骨骼进行约束和连缀，使整个躯体保持一定的形态和位置。如果把人体比喻成一座高楼，骨头就像大楼的钢筋，起支柱作用，而筋肉则是大楼的水泥，起固定外形的作用。正如《黄帝内经·灵枢·经脉》中所说："骨为干，脉为营，筋为刚，肉为墙。"

作为固定外形的"水泥"，筋无处不在，从而将全身各部位联络成一个有机的整体，交错复杂的筋还为人体形成一个外围体系，帮助人体抵御外邪和保护机体各组织器官。在筋的牵拉下，骨头、关节、肌肉才有力量，才能活动自如。

⊙ 肝血充盈，筋才强健灵活

足受血才能步，掌受血而能握，指受血而能摄。

——《黄帝内经·素问·五脏生成》

《黄帝内经》中说："肝者……其充在筋。""食气入胃，散精于肝，淫气于筋。"筋（肌腱）的营养来自于肝。人体灵活不灵活，与筋有很大的关系，而筋是否强健又由肝决定。只有肝的气血充盈，筋才会强健，弹性才会好，我们的身体才能强健有力、运动灵活。

"足受血才能步，掌受血而能握，指受血而能摄"。当肝脏气血不足时，依赖于肝血濡养的筋就无法保持良好的状态，使身体出现各种问题，如肢体麻木、运动不利、关节活动不灵、腰酸背痛或肢体屈伸不利、筋脉拘急、手足震颤，以及四肢抽搐、抽筋、颈椎病等。

⊙ 经常拉筋能养肝

手是人体的一部分，手掌部分虽然肉不多，但有不少骨关节，其握力强健与否体现了筋的状态，而肝主筋，故手的握力也是肝气的外在体现。通常，肝气健壮且运行情况良好的人，手腕的握力都比较好。在平时的生活中，我们可以通过一些拉筋动作来养肝。

最简单的拉筋法就是反复握拳并放松：握紧拳头，中指的指尖缓慢用力按压劳宫穴，几秒钟后缓缓放松，然后再重复抓握。

肝开窍于目，心明眼亮全靠它

肝气通于目，肝和则目能辨五色矣。

——《黄帝内经·灵枢·脉度》

人们常用“炯炯有神”来形容人的眼睛明亮而有神韵。不论男女，拥有一双炯炯有神的眼睛，在气质与外表上总会胜人一筹。可是，要想让双眼保持明亮有神可不是件容易的事。尤其是中老年人，视力下降、模糊是常有的事。年轻人常用电脑，眼睛干涩、酸胀、疼痛也是家常便饭。

眼睛虽然属于局部器官，但却与脏腑有着密不可分的关系，尤其与肝脏关系更为紧密。《黄帝内经·素问·金匮真言论》中就说：“东方青色，入通于肝，开窍于目，藏精于肝。”又说：“目者，肝之官也”，可见肝与目息息相关。

⊙ 眼睛需要肝血的滋养和保护

肝血有一个很重要的功能，就是通过经络通道将养分源源不断地输送给眼睛，使眼睛变得顾盼生辉、灵活有神，这也就是《黄帝内经·素问·五脏生成》中所说的“肝受血而能视”。

为什么呢？因为“肝气通于目，肝和则目能辨五色矣。”一个人肝血充足，就会双目炯炯有神，视物清晰。反之，目失所养，则会双眼干涩、昏花，视物不清或夜盲，没有神采。从这里我们也能知道，如果一个人的眼睛不好，很可能是肝脏出现了问题。

⊙ 过度用眼伤害肝脏

反观我们生活中，很多人除了工作需要长时间地看书、写字、看电脑屏幕，下了班还要长时间地看手机，看视频、刷朋友圈等，这样做的后果表面上是眼睛肿痛，实际上反映的是肝血过度消耗。肝血长期过度消耗，迟早会生出病来。《黄帝内经·素问·宣明五气》中就说“久视伤血”，所以电脑族、低头族切不可忽视。

如果生活中避免不了长时间用眼，也要注意隔一会离开屏幕放松一下，饮食方面注意多吃点动物肝脏、牛肉、荠菜、菠菜等补肝养血的食物，平时还可以用枸杞子、菊花来泡茶喝，对眼睛和肝脏的养护都是有好处的。

第二章

DIERZHANG

顺应天时养好肝

“日出而作，日落而息”，这句看似简单的话却道出了顺时养生的大道理。中医讲究天人合一，作为自然界的一分子，人的各种生理活动都要遵循自然法则，养肝也不能例外。

根据四季变化、昼夜的交替转化规律，使得我们的生命活动与自然界的节律变化同步进行，就能使机体处于阴阳和谐的健康状态。

春养肝，让肝气如草木般欣欣向荣

春三月，此谓发陈，天地俱生，万物以荣，夜卧早起，广步于庭，被发缓形，以使志生，生而勿杀，予而勿夺，赏而勿罚，此春气之应，养生之道也。逆之则伤肝，夏为寒变，奉长者少。

——《黄帝内经·素问·四气调神大论》

⊙ 春季当养肝阳，疏肝气

春天是欣欣向荣的季节，树木抽枝发芽。肝脏亦如此。《黄帝内经·素问·六节藏象论》中说："肝者……此为阳中之少阳，通于春气。"人体五脏与自然界四季阴阳相通应，主疏泄的肝脏与条木生发之际的春季相通应。春季人体阳气升发，肝气也逐渐增旺，如果肝失疏泄，肝气得不到升发，就会出现肝火旺、肝气不舒的情况。

另外，《黄帝内经·素问·五运行大论》中说："东方生风，风生木，木生酸，酸生肝……神在天为风，在地为木，在体为筋，在其为柔，在脏为肝，其性为喧。"春季，气候多风，人体易发肝病，还会出现四肢不敏、呕吐腹泻、眩晕、抽搐等。这些症状均与早春风气偏盛有关。所以春季养肝应以散为主，以顺其升发条达之性，从而使全身气机畅通。

如果肝气不畅，可表现为以下症状：

·影响脾胃气机的升降，使人不思饮食、四肢乏力、懒惰少动、泛酸呕吐。

·常闷闷不乐，忧思抑郁，严重的还会头痛、烦躁、易怒。

·失眠多梦，难以入睡，即使入睡了也容易惊醒。

·女性容易乳房胀痛、月经不调。

·脸色发黄，长色斑。

·易出现血瘀，导致痛经、闭经。

肝气不畅者春季宜多吃疏肝理气的食物，如西红柿、芹菜、茼蒿、白萝卜、柚子、柑橘等。同时，还要注意养阳气、防血瘀，适量食用韭菜、香椿以助肝气升发，食用山楂、黑木耳、红糖等以活血化瘀。

一些常见的中药，如玫瑰花、薄荷、红枣、菊花、陈皮等都有疏肝理气的作用，可适当选用，进行调养。

合欢佛手粥

合欢花、佛手各10克，粳米100克。将合欢花、佛手置于砂锅中，加入适量水煎取药汁；粳米洗净，加水煮粥，粥将熟时加入药汁稍煮即可。每日食用1次。

红枣莲子玫瑰粥

红枣5枚，莲子、黑芝麻各20克，生麦芽、高粱、荞麦各30克，玫瑰花3克。将所有材料放入锅中，大火煮沸后转小火炖至熟软。每日食用1次。

⊙ 吃酸适可而止

肝主酸味，所以适宜吃点酸味食物，有利于滋阴养肝。但春季食酸切不可过度，因为“味过于酸，肝气以津，脾气乃绝”，也就是说，适量的酸有助于养肝，但如果酸味吃得太多，肝气就会过于充盛而伤及脾气，进而导致肝强脾弱，久而久之使得脾气耗尽，损害脾胃。尤其在春季，阳气回升，过量吃酸味食物还有可能导致肝功能偏亢，出现头晕耳鸣、面红目赤、急躁易怒等症状。

再者，中医认为，酸入肝，酸走筋，筋病无多食酸。肝主筋，全身筋膜的伸缩运动都与肝有关。酸味吃太多会耗损肝血，筋膜得不到濡养，会出现肢体麻木等症状，关节活动也会受限。

⊙ 运动宜多不宜剧烈

春季比较适合进行体育锻炼与户外活动，其中散步、踏青、打球、打太极拳等就是不错的选择。运动之后，人体气血顺畅，吐故纳新不受阻，肝气疏泄正常，肝脏健康，身体也强壮起来。

肝藏血，体阴而用阳，微热的阳气有助于元阳的化生，过热过燥则容易伤及肝阴，所以春季运动切莫过于剧烈。

⊙ 饮食清淡、营养均衡

春季气温逐渐升高，饮食上最好清淡些，多吃些对肝有益的蔬菜，如菠菜、春笋、小白菜、油菜、西红柿、菜花等。不要吃狗肉、羊肉、辣椒、花椒、胡椒等大辛大热之物，过于肥腻的食物也要少吃或不吃，更不能盲目地使用温补药物，以免加重内热，使肝火上炎。体质虚弱的人想要补的话，也最好以平补或者清补为主，可选用鱼肉、鸭肉、甲鱼等。

另外，为了保证营养均衡，切不可暴饮暴食，以免引起消化液分泌异常，导致肝脏功能失调。

初春季节，空气比较寒冷、干燥，人体容易缺水，故平时要多喝水，及时补充体液，以促进血液循环，帮助人体新陈代谢顺利进行，减少代谢产物和毒素对肝脏的损害。

夏季养肝，要防肝气不足

病在肝，愈于夏，夏不愈，甚于秋，秋不死，持于冬，起于春……肝欲散，急食辛以散之，用辛补之，酸泄之。

——《黄帝内经·素问·藏气法时论》

夏季气温高，人体会大量出汗，消耗大量的能量，脂肪的分解，能量的转化都需要肝的参与，所以大量出汗是会加重肝脏负担的。另外，夏季昼长夜短，很多人睡眠不足，甚至是喜欢熬夜，必然引起肝脏气血不足。

夏季另一个伤肝的因素就是高温容易使人焦躁、动怒，怒伤肝，会使气血逆行而对身体造成损害。

中医认为："病在肝，愈于夏。"意思是肝脏有病，在夏季当愈，如果到了夏季还是在损耗肝气肝血，对身体健康是很不利的。因此，夏季我们应顺应肝性，颐养气血，预防肝气不足。

肝气不足主要表现为以下症状：

- 眼睛干涩，晦暗无光，尤其是过度用眼之后，容易酸痛疲劳。
- 口干舌燥，皮肤干燥且面色萎黄。
- 容易头晕，思维不清，视物模糊。
- 夏季高温时易为暑湿所伤而致中暑。

长期肝气不足还容易导致肝血不足，而肝血不足者可出现易疲劳、嗜睡、多梦等症状。

肝气不足，会影响到肝的疏泄功能，疏泄不畅，进而影响脾胃功能。这也是为什么人到了夏季就脾胃虚弱、胃口不佳的原因之一。

肝气不足的人可选择小麦、红枣、葱、香菜、山药、枸杞子等温补的食物，同时搭配黄瓜、苦瓜、橙子、绿茶、苦丁茶等健脾清肝的食物，以免肝火过旺。生冷黏滞食物，如冰激凌、冰镇饮料、糯米饭、肥肉、咸肉、奶油等会耗伤气血，加重气虚症状，要避免食用。

中药方面，可以适当选择具有养肝补气作用的中药，如黄芪、当归、细辛、红枣、枸杞子、桂枝等。

枸杞柠檬茶

枸杞子 15 克，新鲜柠檬 1~2 片。将枸杞子、柠檬用开水冲泡 5~10 分钟后饮用。每天 1~2 杯。

红枣木耳汤

红枣10枚，水发黑木耳30克，盐、香油、葱各适量，一起加适量水煮30分钟，吃红枣、木耳，喝汤。

夏季高温容易使人心烦意乱、发怒。怒伤肝，可致肝疏泄失常，影响血的运行，使肝气血不足，出现乏力、心烦、易怒、腹部隐痛、头痛等情况。此外，肝脏内藏着极为丰富的交感神经，若总是感觉烦躁、焦虑，肝细胞极有可能会因此缺血，甚至会影响肝细胞的修复与再生能力。所以，夏季时我们要学会调节情志，保持良好的心态，心静不仅身体自然“凉”，肝也会“清凉”而避免出现肝火旺盛的情况。

秋季养肝，先防肺燥

肺主秋……肺苦气上逆，急食苦以泄之。

——《黄帝内经·素问·藏气法时论》

自古以来就有将秋天的来临比喻成“秋刑”的说法，意思就是秋天就像受刑一般令人难熬。秋高气爽，秋天的空气清新，又为何会像“受刑”一般呢？这恐怕与秋燥有很大的关系。

秋天五行属金，金主肃杀，可将夏天积攒的湿浊清除干净，所以秋天自然就显得特别干燥。秋燥要养肺防燥，跟养肝有什么关系呢？

中医认为，肺属金，肝属木，金旺能克木，使肝木受损。肝藏血，肺藏气，肝气与肺气上下阴阳升降，以维持人体气机的正常升降运行。

肺主秋，秋季天气干燥，容易侵犯肺脏而影响其正常功能。肺失清肃，燥热下行，就会影响到肝，从而出现肺燥伤肝的证候。故此时滋阴、生津、保肝就显得尤为重要。

肺燥伤肝，主要有以下表现：

- 咽干，有时还伴有喉咙肿痛。
- 咳嗽，常干咳气虚。
- 皮肤干燥泛黄，甚至觉得刺痒。
- 胸闷，两肋疼痛胀满，尤其觉得右肋下疼痛。
- 头晕、头痛，面红耳赤。

针对肺燥伤肝的情况，应多吃保肝护肝、滋阴润燥的食物。酸入肝，苹果、石榴、葡萄、芒果、樱桃、柚子、柠檬、山楂、西红柿、荸荠等酸味食物能清肝护肝。雪梨、菠萝、豆浆、蜂蜜、甘蔗等食物滋阴润燥，能预防和缓解肺燥，减轻燥邪对肝脏的伤害。

秋季饮食上应该减辛增酸，促进肝气的生发。秋属金，肺气旺，味辛。为了防止肺金过盛而导致肝木被克，应适当地减少辛味食物的摄取，所以像葱、姜、辣椒、胡椒、桂皮、大料、茴香、韭菜、狗肉等辛温助热食物就不要吃了，否则会加重肺燥伤肝症状。而适当多吃些酸味食物，可有效地涵养肝木，养护肝气。

中药里面有很多生津润燥之品，比如玉竹、沙参、黄精、川贝、桑叶、杏仁等，这些药物性质平和，平时煮粥或炖汤时放一点，或者是泡茶饮用，对缓解秋燥是很有好处的。

玉竹老鸭汤

玉竹 15 克，老鸭半只（去皮、切块），白萝卜 500 克（切块），姜 3 片，盐适量。老鸭、白萝卜、玉竹、姜一同放入砂锅中，加入适量水，大火煮开后转小火炖1个小时，加盐调味。

此汤可滋阴润燥，也是清补佳品，秋季每周食用一两次是非常适合的。

冬季养肝，别补过了头

冬三月，此谓闭藏，水冰地坼，无扰乎阳，早卧晚起，必待阳光，使志若伏若匿，若有私意，若已有得，去寒就温，无泄皮肤。

——《黄帝内经·素问·四气调神大论》

冬季天气寒冷，在北方还会伴有干燥。前面说了燥邪伤肺，肺燥又会伤肝，所以冬季养肝还要继续注意滋阴润燥。

此外，很多人到了冬季都会进补，同时又疏于运动，就会对肝脏造成损伤。因此，冬季进补要适当，同时还要注意加强对肝脏的保护。

冬季进补伤肝，主要表现在三个方面。

一是吃得太多太好

冬季气温较低，需要我们进食大量的食物以为身体提供抵御寒冷的热量，但如果吃太多太好的东西，尤其是晚上吃太多，就会加重肝脏的负担，扰乱肝脏的宁静，使肝脏得不到休息，而出现代谢紊乱的状况，为肝病的发生提供条件。此外，吃得太好，会造成脂肪堆积，也会为肝病埋下隐患。

二是过量饮酒伤肝

天气寒冷，适当饮酒可加快血液循环，暖身驱寒。但是，如果过量饮酒，则会损害肝脏细胞，甚至导致肝细胞坏死。

三是盲目吃补药

很多人都知道冬季要用药膳补肾强身，补肾的药物有很多，如果选择不当，是很容易伤害身体的。况且是药三分毒，肝脏是身体解毒的重要器官，错误用药或过量用药都会对肝脏造成损害。

冬季饮食还有一个特点，就是蔬菜吃得很少，而蔬菜里面的很多维生素都是肝脏活动不可缺少的营养素，所以进补的同时要注意多吃绿色蔬菜，如青菜、油菜、菠菜、芹菜、圆白菜等。

与春季相反，冬季我们则可以适量吃些酸味食物，如山楂、酸奶、葡萄、苹果、猕猴桃、西红柿等。

大补易伤肝，但并不意味着不能进补。肾水涵养肝木，适量服用具有养肾、补肝作用的中药，是能够强肾气、养肝气的，从而为来年的阳气生发做准备。

肉苁蓉、菟丝子、芡实、冬虫夏草、枸杞子、杜仲、何首乌等有补肝肾作用，可以适当选用。当然，如果身体不虚，就没有必要药补，有虚证的最好是找中医诊疗之后根据医师的指导来进补。

红豆薏米粥

红豆、薏米、粳米各 50 克。红豆、薏米用清水泡 4 个小时，然后与粳米一起加适量水煮成粥。

山楂荷叶茶

山楂 15 克，荷叶 12 克，切碎，沸水冲泡，闷 10 分钟后饮用。

怒伤肝，想要肝好就少发怒

人或恚怒，气逆上而不下，即伤肝也。

——《黄帝内经·灵枢》

生活中免不了会发生让人愤怒的事，愤怒不但会影响心情，更重要的是还会影响健康。其中，对肝的影响最为明显。正如《黄帝内经》所说“忿怒伤肝”。所以养好肝，在情绪方面首先要做的就是制怒。

⊙ 暴怒是会出人命的

关于“怒伤肝”，相信不少人都会想起《三国演义》中“三气周瑜”的故事：吴国大将军周瑜才华横溢，但心胸狭窄，经常生气。诸葛亮计夺南郡，让周瑜“赔了夫人又折兵”，愤怒至极的周瑜感叹“既生瑜，何生亮”，最后旧伤复发，吐血而亡。

中医认为，肝为将军之官，主怒，主疏泄，性喜顺畅豁达。人之所以会发怒，是因为某种目的和愿望达不到预期的要求，或事情跟自己的意愿发生了冲突，使紧张的状态逐渐加深，最后形成怒气爆发出来。当人发怒时，肝气上逆，血气上涌，而肝是藏血的器官，因此发怒直接伤害到肝。

怒的程度不同，对肝和健康的伤害也会有所差异。“小怒”使人气血不和，有烦躁易怒、头昏目眩、食欲不振等症状。“大怒”可导致肝功能失常，出现气血逆乱的症状，严重的还会危及生命。因此，平时要注意控制自己的情绪，尽量保持心境平和。尤其是心脑血管疾病患者，因为人在发怒的时候情绪比较激动，心跳会加快，血压会增高，如果大怒很有可能诱发高血压、心脏病、冠心病、脑溢血等严重后果。

⊙ 怒是本性，制怒才是本事

人的情绪是相当复杂和丰富的，所以偶尔发怒也是不可避免的，但如果发怒成为常态，动不动就怒发冲冠，那就要伤害身体了。

一个人发怒总是有原因和针对性的。这个原因在易怒者眼中是不可忍受的导火索，而在另一些人看来则不必或不屑为之动气。所以制怒的根本还在于自己。

易上火的人往往对小事都很在意，别人不经意的一句话，他就会耿耿于怀。过后，又会把事情尽量往坏处想，结果，越想越气，终至怒气冲天。所以避免发怒很重要的一点，就是遇到这类事时，不要一味地往坏处想，因为事情往往不会像你想像的那样对你造成那么大的伤害，为此发怒当然就没有必要了。

相比于这种越想越怒，还有一种是遇到不如意的事怒火中烧，对于这种情况，最好的制怒方式就是立即放松自己，命令自己把激怒的情境看淡看轻，避免正面冲突。当怒气稍降时，对刚才的激怒情境进行一个客观的评价，看看自己到底有没有责任，发怒有没有必要。经常进行这样的审视，你发怒的次数就会越来越少。

对于“发怒成性”的人来说，要改掉这个缺点，首先是要先认识到这个缺点，敢于正视，才能有勇气、想办法去改变。林则徐制怒的例子就很值得我们借鉴。

虎门销烟的民族英雄林则徐为官清正廉明，为人刚正不阿，但他在遇到不顺心的事时，很容易冲动发怒，他的亲友常常规劝他。他也懂得经常发怒是无济于事的，于是自己想了一个办法，写了“制怒”两个大字，把它装裱好，高高地悬挂在书房内，每次进书房一抬头就看到“制怒”二字。日久天长，便将易怒的缺点改掉了。

如果你也经常发怒，不妨试试写下来，时刻给自己一个提醒。相信不久之后就会收到效果。

⊙ 运动能帮你泄怒火

制怒只是暂时性地“灭火”，并不能将火气完全地浇灭。为了彻底地消除火气，最好的方式还是将其发泄掉，这就要求我们“该发火时就发火”。发火可以，但不能随心所欲地进行，也不能令自己变得不可理喻。做运动是不错的泻火方式，而且运动不仅可以转移注意力，还能促进肝排毒，使得气血运行顺畅，达到养肝健体的目的。

揉肩：两脚分开与肩同宽，双手展开，双手指尖分别放在同侧肩膀上，朝前画圈，呼吸均匀，坚持1分钟，再向后画圈，又坚持1分钟。该动作可促进气血循行。

屈腿：平躺在床上，两腿伸直，尽可能地向两侧打开。也可端坐，两脚分开，自然摆动。该动作可舒筋养肝。

有闷气发出来，别让肝脏受憋屈

《黄帝内经》中说“怒伤肝”，“怒”不仅是脾气暴躁、常处于发怒的状态，还包括生闷气。生闷气看起来不发脾气，实则将生气或着急的状态藏在心里，这样会使得肝气运行不畅或受阻，瘀滞在胸腹中，继而横逆，侵犯其他脏腑。所以，平时要少生闷气，如果有不良情绪要及时释放出来。

中医认为，百病之生于气也。长期生闷气，易使肝气横逆犯胃，造成胃溃疡，严重的还会造成胃出血；生闷气可使气血瘀滞于胸腹腔中，导致乳腺小叶增生或乳腺癌；生闷气还会造成肝热，而肝热

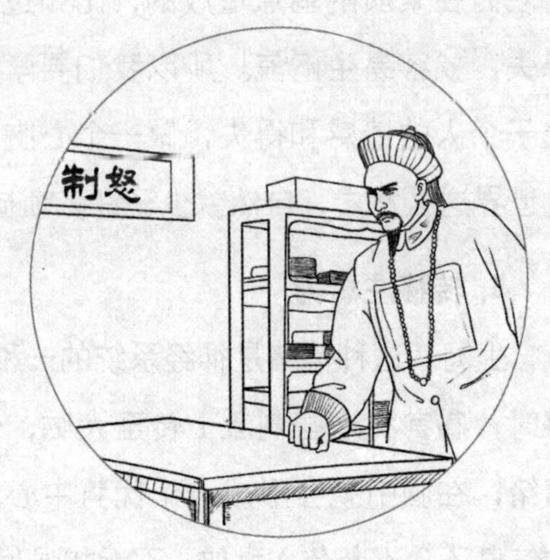

敢于正视爱发怒的缺点，才能有勇气、想办法去改变

又容易使人生气，如此形成恶性循环。

此外，情绪不好，还会影响到记忆力和思维能力，从而影响工作和学习。爱生闷气，也影响人们之间的正常交往，成天闷闷不乐，更难交到朋友。

生闷气的原因多种多样，所以要避免也没有一个通用的方法。不过，生闷气终究是一个心理问题，所以只要心理上调整好了，就会慢慢释放，让心情平和下来。下面几点大家在生活中不妨试试。

1. 寻根究源，对“症”下“药”

当生闷气时，先要查找原因，看是什么事情使自己这样，然后尽量用客观的态度来分析这件事情，要学会调整自己的思路，尽量把自己对事情的看法变得客观，你会发现，有些事情并不值得我们生闷气。

2. 做一个心胸宽广的人

生闷气有时并不是因为遭遇不如意的事情，更多的时候是我们的主观内在素质的弱点造成的，比如过于注意自我，为个人利益患得患失，就容易生闷气。所以我们要学会“淡化自我”，不要时时纠结于个人的情感和得失，做一个心胸宽广的人，你会发现原来自己的世界这么宽广，自然就少了许多烦恼。

3. 转移注意力

生闷气这种情绪是神经系统的一种暂时性联系，当遇到不愉快的事时，感官将这些刺激上传至大脑，使其产生与之相应的不愉快的情绪，在脑中就会形成一个优势中心。如果老想这事，那么不愉快的信息还会不断传入大脑，不断加强优势中心，“闷气”会越生越重。如果转移一下注意力，比如去看一场电影，听一段乐曲或去运动一会儿，新的愉快信息的传入，就会抑制不良情绪优势中心的形成。注意力转移了，闷气便会在不知不觉中烟消云散了。

适当流泪，能帮肝脏解压排毒

怒伤肝，悲胜怒。

——《黄帝内经·素问》

人们常以“男儿有泪不轻弹”来彰显男性的坚强。事实上，不论男女，适当地哭泣流泪倒不失为一种养肝方法，有泪不轻弹反而对肝不利。

因为强忍眼泪，实际上相当于把不良情绪藏在心里，属于情志不舒的表现。情志不舒可影响肝主疏泄的功能，而肝疏泄失常可导致气血运行不畅或逆行，引起面色黯淡、胸腹疼痛、乳腺增生等不适或疾病。

人的感情就像一座大坝，只能承载有限的水量，一旦愤怒或者悲痛超出人体所能承受的范围，多半会有发生“泄洪”的可能，此时若是一味地堵，大坝就会决堤。所以生闷气只会造成精神崩溃、胸中憋闷，长此以往就会造成肝经上的疾病。

清代名医喻昌在其《医门法律》中说“怒动于心则肝应”，人怒的时候不仅伤心更伤肝。然而中医有情志相胜理论，其中强调“怒伤肝，悲化之”，也就是说悲伤是可以制怒的。中医里将人发出的声音分为“呼、笑、歌、哭、呻”五声，其中哭对应的是肺。人哭的时候，肺气就会变得旺盛，肺属金，肝属木，而金克木，旺盛的肺气会将肝气给压下去，所以，哭能平怒火。

从现代医学的角度来看，适当的哭对肝脏也是有好处的。当人的精神处于压抑状态时，身体会产生一定的有害物质。美国生物博士福雷曾做过一项研究发现：因为感情哭出的眼泪中的蛋白质含量，比因洋葱刺激而流出的泪水中的蛋白质含量明显高一些。而且，眼泪中还含有苯邻二酚和胺作用的盐类，这种物质能够改变人的情绪，并及时地将人体内有害的化学物质排出，保证肝脏的健康。

其实《黄帝内经》中也早就提出过这样的观点：肝开窍于目，泪由肝阴所化生，受肝气控制，故泪为肝之液。泪液和汗液、尿液一样，都属于人体的排泄物，里面含有一些对身体有害的生化毒素，所以难受、委屈、压抑时，就干脆哭出来。

当然了，哭本身也是一种比较剧烈的情绪，任何情绪表现过度都会有害健康，更何况哭还是一种消极的情绪，所以哭也不能过度，否则伤了肺气，身体气机的升降就会出现问题。发怒时，哭泣流眼泪的时间最好不要超过 15 分钟，只要压抑的心情得到了释放即可停止哭泣。否则，肝气疏泄过度，会出现头晕、目眩、失眠等症状。

另外，我们的胃肠机能对情绪极为敏感，忧愁悲伤或哭泣的时间过长，胃的运动会减慢，胃液分泌减少，胃酸过多，从而影响食欲，甚至引起各种胃部疾病。

会睡觉的人，肝血旺，身体好

阳气尽阴气盛，则目瞑；阴气尽而阳气盛，则寤矣。

——《黄帝内经·灵枢·口问》

说起睡觉，有一个人不得不提，即战国时期鼎鼎大名的睡眠养生家文挚。他本是宋国人，却经常被其他国的君主请去治病，齐威王就是其中一个。齐威王政务繁忙，休息的时间少之又少，于是就请文挚来帮他解决强身健体与国家政事两手抓的难题。文挚当时给出一个办法——睡觉。他告诉齐威王，养生应以睡觉为先，一晚上睡不好，即便睡一整天也难以恢复过来。

文挚的这套睡觉养生理论，想必会有很多人觉得过于夸张了。现今社会，晚睡并不是什么稀奇事，甚至早已成为不少人的一种习惯。就算它真的会对身体产生一定的危害，那也不用如此大惊小怪吧！

非也！一般情况下，晚睡之人的身体状况总是有些不健康的，比如血压偏高、情绪不佳，甚至患有肝炎。的确，很多疾病不是累出来的，反倒是熬出来的。睡眠若是不足，身体免疫功能下降，脏腑得不到休息，时间久了病就跟着来了。很多人为了完成工作而加班熬夜，牺牲睡眠，殊不知休息好了，精力充沛了，工作便可轻松完成，身体也不会出现这样或那样的问题。这就是为什么很多人忙得要命，身体却比你好的原因所在。

⊙ 别熬夜，睡得好血才旺

中医认为，肝主藏血。《黄帝内经》中说：“人动则血运于诸经，人静则血归于肝。”肝脏具有藏血、调节血液的功能，睡眠时身体大部分血液会流入肝脏，不仅有利于增强肝细胞的功能，提高解毒能力，加快新陈代谢，还能促进血液的更新和再生。

经常熬夜，或晚上难以入睡，就会使原本应流至肝脏的血液流向我们的大脑、心脏、四肢等部位，而无法回归肝脏进行滋润和再生。长期如此会耗损肝血而造成肝血不足，还会引起流鼻血、皮下出血、牙龈出血、眼底出血、耳出血、吐血等出血表现。

⊙ 保证 7~8 个小时的睡眠

睡眠的时间因人而异，只要能够达到熟睡的状态且醒后神采奕奕，一天的工作都不受影响，即视为睡眠时间充足。一般来说，建议每天维持 7~8 个小时的睡眠时间。

入睡的时间最晚也要在晚上 11 点左右，这是胆经开始工作的时间（23:00~1:00）。我们讲“肝胆相照”，这个成语不仅形容一个人对朋友非常讲义气，还说明了肝胆互为表里的关系。子时胆经当令，不仅是养胆的好时机，此时进入熟睡状态还有助于养肝。因为接下来的一个时辰丑时（1:00~3:00）就是肝经气血最旺的时刻。

人的思维和行动需要靠肝血的支持，废旧的血液需要淘汰，新鲜血液需要产生，这种代谢通常在肝经最旺的丑时完成。如果常熬夜，丑时不睡觉，你的肝就养不起来，长期如此可导致肝血不足，就容易出现皮肤粗糙、黑斑、面色发黄、胸胁满闷、口苦咽干、不欲饮食、心烦喜呕等肝胆不适症状，还容易生肝病。因此，丑时应熟睡以养肝血。

此外，中医认为，心主血脉，肝藏血，养好心有助于肝血的循环，而午时（11:00~13:00）对应心经，在午时稍微休息一下，对于养心、养肝都大有好处。

⊙ 快速入睡有方法

很多人晚上睡不着，因为晚餐吃得太饱，或空腹睡觉，这两种情况都会影响到睡眠的质量。睡前半个小时饮用一杯热牛奶，有助于促进睡眠。咖啡、茶、可乐、巧克力可对大脑产生兴奋作用，睡前不宜食用。睡前也不要喝太多的水，因为晚上不停地上厕所也会影响到睡眠质量。

因为我们的心脏位置偏左，左侧卧容易压迫心脏，因此睡觉时最好不要采取左侧卧。采取仰卧的睡姿时，手也不要放在胸前，以免压迫心脏而做噩梦。侧卧位时要防止枕头压迫腮腺引起流涎。长时间保持一种睡姿会使人疲劳，因此在睡觉时我们也要注意变换姿势，只要觉得舒适即可，不必太纠结于某种睡姿。

当然了，如果睡前能先听一段柔美、舒缓、恬静、幽雅的轻音乐，能平缓情绪，有助于入睡。

现在睡觉玩手机是很普遍的现象，很多人到了凌晨还在看朋友圈、刷微博，心情平静不下来，当然就睡不着。而且长时间看手机，特别是夜里，对眼睛的伤害是非常大的，同时也耗损肝阴肝血。

避免劳累，让肝放轻松

肝者，罢极之本。

——《黄帝内经·素问·六节藏象论》

过度劳累不仅会让身体觉得十分疲乏，大脑觉得困倦，它还会产生我们看不见的伤害，其中就包括伤害肝脏。

《黄帝内经·素问·六节藏象论》中说："肝者，罢极之本。""罢"是耐受的意思，"极"指极限。这句话的意思是肝主全身筋膜，人的运动有赖于肝，如果肝脏有病，就会出现疲劳、乏力的症状；而常常过度劳累会超越肝耐受的极限而伤害肝脏，导致肝病。

人累了需要休息，身体才能恢复，肝脏也是如此。如果经常熬夜，过度劳累，肝脏不停地输出能量支持人的思维和行动，气血继续"运行于诸经"，无法归养肝脏，这样会使肝脏得不到充分的休息，无法贮存能量，也没有时间进行自我修复。

我们都知道，一台机器如果持续运转，得不到休息，就会发热，继而出现磨损，肝脏也不例外，得不到休息，就会出现"创伤"，当"创口"越来越大，就会产生疾病。这就是我们常说的"过劳成疾"。

生活中垃圾多了，如果不及时清理，苍蝇、蚊子就会满天飞。肝脏中的“垃圾”如果不及时清理，相当于为病毒提供滋生成长的温床。经常过度劳累，肝脏得不到休息，影响新鲜血液再生，没有充足的气血提供能量，肝脏的功能就会减弱，解毒能力就会降低。肝脏中堆积的毒素越来越多，肝细胞被毒素损害，就会产生病变。

所以，面对工作、生活上的压力，我们要保持健康愉悦、乐观轻松的心态，转变生活方式，放慢生活节奏，养成良好的生活习惯，保持饮食营养健康，适量运动，这样才能让肝脏健康，身体健康。

第三章
DISANZHANG

吃对食物，肝血足，气色好

常言道，病从口入。养肝的重中之重是把好口关，吃对肝有益的食物，拒绝伤肝损肝的食物，肝的健康完全掌握在你的嘴上。

《黄帝内经》中也明确提出了不少饮食养肝的理论，比如“肝色青，宜食甘”“酸入肝”等。吃对食物，肝血足了，气色自然就能好。

青色食物，养肝好帮手

东方青色，入通于肝。

肝色青，宜食甘，粳米牛肉枣葵皆甘。

——《黄帝内经》

中国饮食文化讲究色香味俱全，其中色摆在第一位，足以见得人们对食物的颜色特别重视。丰富的食物颜色不仅可以给人视觉上的享受，还能均衡营养，保证健康。

《黄帝内经》认为，肝主青色，青色入肝经。青色的食物有疏肝护肝的功效，经常食用能疏通肝气、滋养肝血、清除肝火，从而起到保护肝脏的作用。

那么何为青色呢？有人说是蓝色，还有人说是绿色，更有人说是一种介于蓝色与绿色之间的颜色。其实这些说法都是模棱两可的。《黄帝内经》中说："东方青色，入通于肝。"青即东方色，东方色代表着万物的初始，也就是说青色乃草木刚刚生长的颜色，人们在日常生活中要吃的青色食物必须是新鲜的、色泽青绿的蔬菜，比如西兰花、毛豆、菠菜、芹菜、莴笋、芦笋、空心菜等。

青色食物护肝脏主要体现在两个方面：

一是助肝排毒

肝在人体中默默沉受着解毒的繁重工作，我们吃入的食物以及身体产生的代谢物都需要肝脏“中转”分解。绿色食物中富含大量的膳食纤维，能润肠通便，帮助身体将一部分毒素排出体外，从而减轻肝脏的负担。

二是清肝泻火

绿色食物大多性质偏凉，能清肝泻火，并作用于肝、胆，调节肝脏功能，有缓解伤筋、劳肝之苦的功效。因此，我们的日常餐桌上一定要有青色食物，以让肝更加清爽、条达。

当然，我们这里说青色食物可以养肝，不是说就只能吃素不能吃肉，只是吃肉要讲科学，不可过量，同时要分散着吃，在吃肉的同时还要搭配着吃素菜，特别是富含膳食纤维的青色蔬菜，以加快身体的代谢。

青色食物能清肝泻火，且富含大量膳食纤维，能润肠通便，帮助身体排毒，减轻肝脏负担

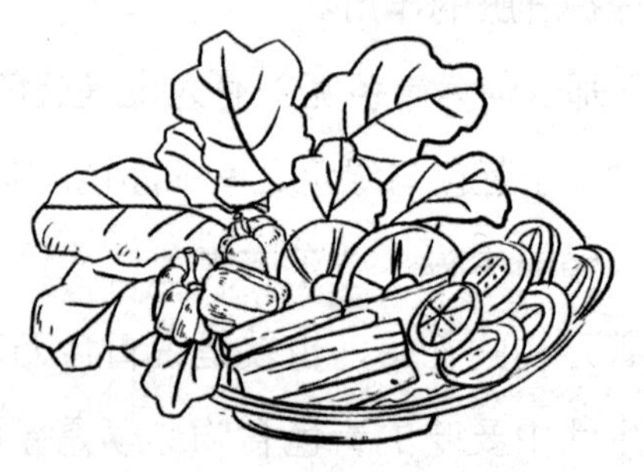

适当吃酸味可以柔肝养血

酸入肝……酸走筋，筋病无多食酸……

——《黄帝内经·素问·宣明五气》

民以食为天，中国人自古就特别讲究吃，吃的种类和花样更是千变万化，但总离不开酸、甜、苦、辣、咸这五味。其实，在传统医学里，关于食之味道不仅包括这五味，还有淡味与涩味，其中淡味包含在甜味里，而涩味包含在酸味里。

中医认为，五味入五脏，每一种味道都对应着一个脏腑器官，并与人体健康息息相关，其中“酸入肝”，对肝脏具有滋养作用。

⊙ 酸入肝，能养肝柔血

我们常常一听到酸味食物就会口中溢满口水，这是因为酸味食物入肝养肝，肝旺可以舒达脾土之气，开胃消食。酸味食物还可以促进血液循环，增强肝脏功能。肝虚血枯的人适量多吃一些酸味食物，有助于柔肝养血。

常见的酸味食物有乌梅、山楂、西红柿、橄榄、枇杷、石榴等。

⊙ 秋季要适当吃酸味

根据中医五行学说，秋属金，肺属金，而金克木，肝属木，秋季肺气旺盛，肝木必定会被克，此时就需要顺应秋季万物收敛的特性，适当多吃酸味食物，少吃辛辣食物。

中医还讲究阴阳平衡，五味其实也分阴阳，其中酸、苦、咸即为阴，而甘、辛则为阳。人体内的肝也分为肝阴与肝阳。秋季，阳气收敛，此时应该吃一些补肝阴的食物，而酸味食物就可补肝阴，所以北宋医学家陈直在《养老奉亲书》中就四时养生提出过这样的观点："当秋之时，其饮食之味，宜减辛增酸，以养肝气。"

再者，秋季万物凋零，人也特别容易感伤，容易产生悲伤难过的情绪，伤感必伤肝，肝阴易不足，此时缓解悲愁情绪最好的方式就是多吃些酸味食物，以补肝阴、泻肝火。

山楂莲藕

【材料】莲藕1节，山楂50克，冰糖适量，盐少许。

【做法】1. 将山楂洗净，放入锅中，加入冰糖，倒入适量清水，大火烧开后改用小火慢炖30分钟左右。

2. 莲藕去皮切薄片，入沸水烫一下，捞出沥干，晾凉。

3. 待山楂煮至汤汁浓稠时关火，加入少许盐，拌匀后倒在莲藕上，再次拌匀即可。

【功效】山楂有补血活血的功效，能补肝血，还可降肝火。

酸枣仁饮

【材料】取酸枣仁30克，冰糖适量。

【做法】将酸枣仁与适量清水一起煎煮成汁，滤渣取汁，并加入冰糖继续煮，煮至冰糖溶化后即可饮用。

【功效】酸枣仁味酸入肝，有利于收敛肝火，从而抑制肝火旺引发的一系列不适。此外，酸枣仁还可滋肝阴、补肝血，增强肝脏功能。

⊙ 吃酸味有讲究

不过，食用酸味食物也是有讲究的。中医上认为要春少酸，秋多酸。春季肝气旺盛，酸味食物可使肝气过盛而损害脾胃，导致脾胃功能失调。

因为酸味有收敛的作用，所以有些人是不能多吃的，比如关节炎患者，因为“酸伤筋”，多吃会对关节不利。

如果咳嗽有痰，或有腹泻及排尿不畅的情况，也不宜食用酸味食品或药物，因为酸味有“收敛”“凝滞”的作用，不利于病邪的排出。

此外，有消化性溃疡、胃酸过多者，也不宜多吃酸味食物，因为酸味食物对肠道有刺激，会加重病情。

药补不如食补，吃肝更补肝

肝藏血，养肝重在补肝血，肝血旺则肝气顺，气血足才能保健康。特别是女人，一生有太多失血过程要经历，月经、怀孕、生产、哺乳……无不在消耗气血，所以女人日常生活中更要注重补血，其中以肝补肝不失为一个好办法。

⊙ 以肝补肝不是妄言

吃肝养肝就是中医上所说的“以脏补脏”，比如胃痛者要吃猪肚、心脏病者要吃猪心、阳痿者要吃牛鞭、贫血者要吃猪肝……这些观点以现代科学的角度来看似乎很不严谨，但其实是有一定道理的。早在《黄帝内经》中就说到“五畜为益”“气味合而服之，以补精益气”，可见家畜类食物对人体的补益功效显著。那么，何以见得以肝补肝呢?

中医认为，动物肝脏乃“血肉有情之品”，相对于中草药之药补，动物血肉与人属于同类，不论从皮肤、肌肉、骨骼还是内脏，结构与功能都更加接近，对人类来说也更有亲和力。因此，动物肝脏比中草药更有益于人体健康，毒副作用相对也较小。

吃肝补肝，从现代营养学角度来看其实也是有道理的，动物的肝脏富含微量元素，特别是铁含量非常丰富，而铁是生成血液的重要元素，可见中医里面所谓补肝血，跟我们现代所说的补铁生血道理相同。

肝不好的人，往往首先出现的症状就是视力问题，如眼花、夜盲等，其实就是肝阴血虚所致，因为眼睛是“肝之官”。所以常吃动物肝脏，有利于给眼睛补充充足的营养，尤其是给双目充足的血液滋养，进而改善或治疗眼疾。《圣惠方》中就有以“猪肝羹”来补肝，治疗远视无力之症；以“乌鸡肝粥”来养肝，治疗眼暗之症；以“兔肝粥”来明目，治疗夜盲的例子。

动物肝脏富含铁，具有补血功效。常吃动物肝脏，有利于给眼睛补充营养，进而改善或治疗眼疾

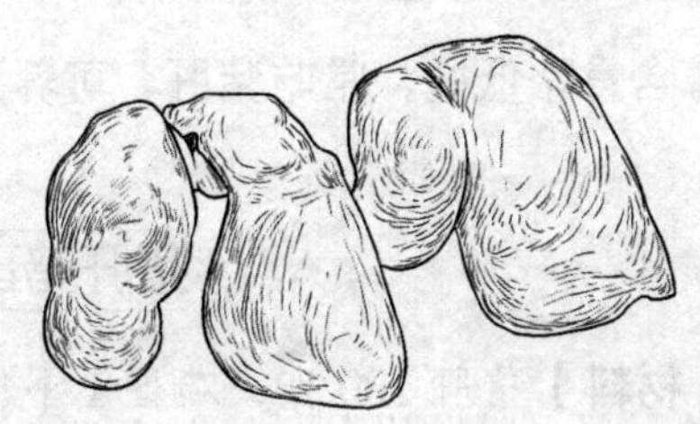

动物肝脏种类繁多，其中补血功力较强的有鸭肝、猪肝以及鸡肝。

鸭肝，补肝血

鸭肝善补肝血、清肝火，适合肝阴血虚者食用。但鸭肝的胆固醇太高，故一次不宜吃得太多，高胆固醇患者尤其不宜多吃。

青菜鸭肝

【材料】鸭肝 150 克，油菜 200 克，料酒、盐、胡椒粉、葱段、姜片各适量。

【做法】1. 将鸭肝处理干净，切薄片，再加入葱段、姜片、料酒、盐腌制 15 分钟左右；油菜洗净，切段。

2. 热锅下油，倒入鸭肝快炒，待鸭肝变色后加入少量清水，炒熟后加入油菜烧至入味，最后加入盐、胡椒粉调味即可。

【功效】鸭肝擅长补血，油菜色青入肝，两者相辅相成，可清肝火、补肝血。

猪肝，补肝阴

猪肝补肝血、益肝气的功效与鸭肝相似，但相对于鸭肝，猪肝的胆固醇含量略低些，常吃猪肝，可养肝护肝、明目。

猪肝鸡蛋羹

【材料】猪肝 100 克，鸡蛋 1 个，豆豉、葱白、盐各适量。

【做法】先将猪肝处理干净，切片，放入锅中，加入适量清水，小火慢炖至熟，再打入鸡蛋，加入豆豉、葱白略煮，待将熟时调入盐搅匀即可。

【功效】养肝明目，对血虚所致眼疾有一定的辅助治疗作用。

鸡肝，补肝暖胃

鸡肝性味甘温，除了能补肝、养血，还有安胎、止血、暖胃等功效。

鸡肝菠菜粥

【材料】鸡肝30克，菠菜150克，大米100克，干淀粉、盐、料酒、香油各适量。

【做法】1. 将大米洗净后熬煮成粥；鸡肝处理干净后用干淀粉、料酒、盐拌匀腌制，而后用清水冲洗干净；菠菜洗净后入沸水中烫一下捞出，再将鸡肝也入沸水中烫一下。

2. 将菠菜、鸡肝放入粥中略煮，调入盐，滴入香油即可。

【功效】鸡肝与菠菜都有养血的作用，二者搭配补血功效大增。

⊙ 食肝有法更要有度

动物肝脏固然能补肝血，但动物肝脏与人体肝脏一样都是排毒的器官，肝脏上必然会积累一定的毒素。所以吃肝时一定要注意一些细节，以免食之不洁而对人体有害。

首先，烹饪前要将动物肝脏放在自来水里反复冲洗，然后放在清水里浸泡半小时左右。炒的时候一定要炒熟，以肝完全变成灰色或褐色，看不到血丝才好。

肝脏的胆固醇含量颇高，所以每周食用一两次即可，脂肪肝患者最好少吃或不吃。

菠菜能滋阴平肝，防治高血压

菠菜性凉，味甘，具有补血止血、利五脏、通血脉、止渴润肠、滋阴平肝、助消化、清理肠胃热毒的功效

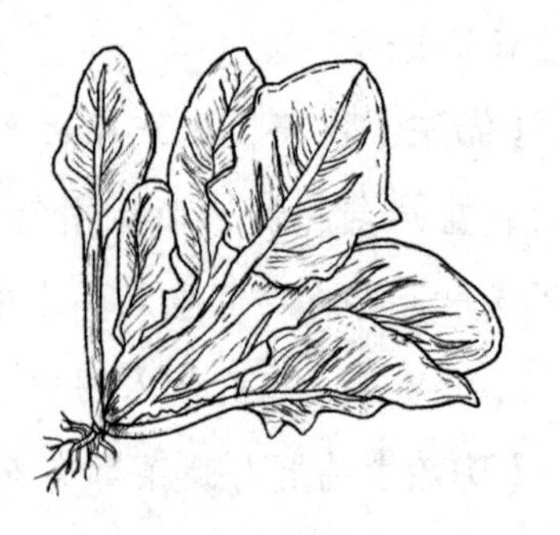

菠菜可以说是青色食物的代表了。《本草纲目》中说：“（菠菜）通血脉，开胸膈，下气调中，止渴润燥。”菠菜性凉，味甘，具有补血止血、利五脏、通血脉、止渴润肠、滋阴平肝、助消化、清理肠胃热毒的功效，对肝气不舒并发胃病的辅助治疗常有良效。对春季里因为肝阴不足引起的高血压、头痛目眩和贫血等也都有较好的治疗作用。

从现代营养学角度来看，菠菜含有丰富的胡萝卜素、维生素C、钙、磷，及一定量的铁、维生素E、芸香苷、辅酶等有益成分，能供给人体多种营养物质，其所含的铁质容易被人体吸收利用，对缺铁性贫血有较好的辅助治疗作用。

女性食用菠菜，能促进皮肤细胞增殖，美容颜、润肌肤，还能促进新陈代谢，延缓衰老。男性多吃菠菜，能平肝祛火，缓解肝火过旺引起的口干咽燥、目赤肿痛、头痛等不适。少年儿童多吃菠菜，能促进生长发育，预防视力下降。中老年人多吃菠菜，菠菜中的膳食纤维具有促进肠道蠕动的功效，能帮助中老年人预防便秘。

中医里面用菠菜的小偏方有很多，下面列举几个简单食疗方。

视力模糊、两目干涩

取鲜菠菜、羊肝各500克，水烧沸后放入羊肝，再煮一会儿后放入菠菜，并加入适量盐、香油即可。

糖尿病

准备菠菜根60~120克，还可以加入鸡内金15克，用水煎服。每日1剂，2~3次分服。此方具有敛阴润燥、止渴的功效，对于糖尿病或因糖尿病引起的饮水无度等有一定的辅助治疗作用。

视物不清

菠菜200克，洗净，入沸水中稍微氽烫；鲜藕200克，去皮切片，入沸水中氽烫至断生。将菠菜、莲藕一起加盐、香油、醋拌匀。

便秘

新鲜菠菜250克，洗净，切段，然后入沸水中氽烫至软，捞出加香油拌匀。每日吃2次。

菠菜莲子

【材料】菠菜400克，新鲜莲子100克，枸杞子10克，盐、水淀粉各适量。

【做法】1.新鲜莲子洗净，用清水泡软后入沸水中汆烫至熟，捞出；枸杞子洗净，泡软；菠菜洗净，切段，入沸水中汆烫，捞出沥干水分。

2.锅加油烧热，下莲子、菠菜、枸杞子、少许水，用中火烧2分钟，加盐、水淀粉调匀即可。

【功效】滋阴补肾，养肝明目。适合肝肾阴虚、眼睛干涩、肠燥便秘者。

菠菜肉末粥

【材料】猪瘦肉100克，菠菜50克，粳米100克，盐适量。

【做法】1.猪瘦肉洗净，切碎，入沸水中汆烫，捞出沥干，切末。

2.粳米淘洗干净，放入锅中，倒入适量水煮至将熟，然后下肉末、菠菜煮至粥成，加盐调味。

【功效】滋阴补血，增强体质。适合病后体虚、贫血者。

春天吃韭菜，帮助肝气升发

韭菜性温，味辛，有温中补肾、平肝潜阳、行气理血、润肠通便等功效

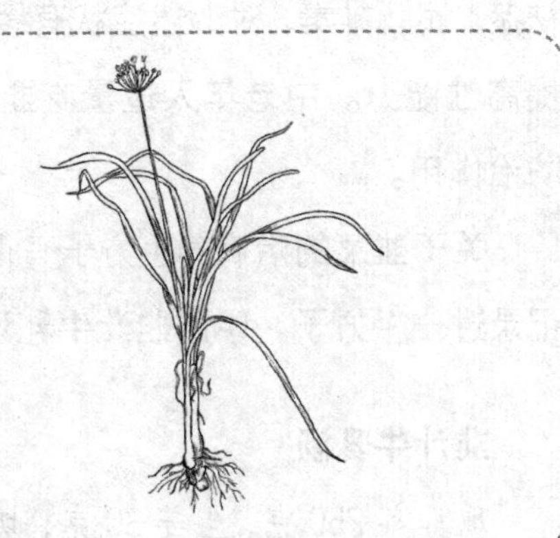

“春寒还料峭，春韭入菜来。”韭菜是春季里的美味，李时珍认为，韭菜“叶热根温，功用相同，生则辛而散血，熟则甘而补中，乃肝之菜也”。韭菜具有温中补肾、平肝潜阳、行气理血、润肠通便等功效。

春天气候冷暖不一，不妨多吃一些春韭，以祛阴散寒。而且，春季人体肝气偏旺，影响脾胃消化吸收功能，多吃春韭可增强脾胃之气，有益肝功能。

在中医里，韭菜有一个很响亮的名字叫“壮阳草”。因其具有温中下气、补肾益阳的功效，对老年人性功能衰退，性器官萎缩而干燥阳冷，有温壮滋润的作用。中医习惯以韭菜治疗男性性功能低下症。而且，韭菜温阳通窍的作用能使机体升温，并有助于头发的牢固，可用来辅助治疗脱发症。

从现代营养学角度来看，韭菜含有膳食纤维、维生素C、B族维生素、硫化物等多种营养成分，常吃能促进肠道蠕动，预防大肠癌，还能减少胆固醇的吸收，起到预防和缓解动脉硬化、冠心病等疾病的作用。

对于有痛经、面色萎黄、便秘的女性来说，适当吃韭菜，可活血祛瘀、润肠排毒，对上述症状有缓解作用。男性常吃韭菜能温补肝肾，提高性能力。中老年人适量吃韭菜，能润肠通便，对便秘有很好的防治作用。

关于韭菜的治病养生方子有很多，著名的《丹溪心法》里面就曾记录过一个方子，叫做韭汁牛乳汤。

韭汁牛乳汤

取韭菜250克，生姜30克，切段或捣碎，用纱布包好，绞取汁液，兑入牛乳250克，加热煮沸，慢慢温服。

本方用牛乳补养胃气，生姜温中化痰止呕，韭菜汁开胃降逆、散瘀。用于脾胃虚寒，呕吐少食，或噎膈反胃，胸膈作痛，胃有痰浊瘀血者。现代可用于食管癌、胃癌、胃与十二指肠溃疡、慢性胃炎。

如果将本方加梨汁、藕汁，就是著名的五汁安中饮。能增液润燥，化痰开结。用于噎膈、吞咽梗塞、口干便涩等。

下面再介绍几个:

阳虚遗精

韭菜白200克，洗净切段，与核桃100克一起放入盘中，加香油、盐拌匀。每日1次。

阳虚便秘

韭菜1小把，切末；粳米100克淘洗干净，加水煮粥，将熟时加入韭菜煮至粥熟。佐餐食用。

韭菜炒核桃虾仁

【材料】韭菜30克，核桃肉50克，虾仁20克，盐适量。

【做法】1.韭菜洗净切段；虾仁用温开水浸泡30分钟，洗净。

2.锅加油烧热，下核桃、虾仁炒至八成熟，再下入韭菜段翻炒片刻，加盐调味即可。

【功效】这道菜在《方脉正宗》中有记录，胡桃仁与韭菜同用，甘辛温润，温肾助阳之功更佳。用于肾虚阳痿、腰酸尿频等。

韭菜炒猪肝

【材料】猪肝200克，韭菜1小把，葱花、姜片、食用油、盐、料酒、干淀粉各适量。

【做法】1.猪肝洗净，切成薄片，在淡盐水中浸泡20分钟，然后清洗至水色变清，捞出猪肝片，沥干水分，加黄酒、盐、干淀粉抓匀腌制5分钟；韭菜洗净，切成小段。

2.油锅烧热，爆香葱花、姜片，倒入猪肝大火快炒至猪肝片饱满挺起，下入韭菜，炒到韭菜变软，加少许盐调味即可。

【功效】滋肝补肾，对肝气虚或肾阴虚所致的腰膝酸软、眼疲劳等有缓解作用。

※ 特别提示 ※

春韭香嫩可口，但也不是人人适宜。韭菜属于辛温助热之品，吃多了容易上火、消化不良，故咽痛目赤、口舌生疮者不宜食用。喝酒的人也要少吃韭菜。

韭菜不易消化，故一次不应吃得太多，一般来说不应超过400克。

芹菜能清肝热、降血压

芹菜能平肝清热、祛风利湿、凉血止血、解毒宣肺、降低血压

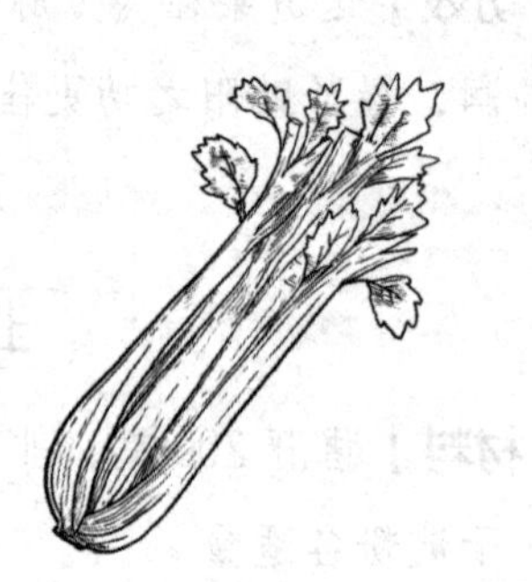

和菠菜一样，芹菜也属于青色食物。具有平肝清热、祛风利湿、凉血止血、解毒宣肺、清肠利便、润肺止咳、降低血压、健脑镇静等多种功效。《本草推新》中说，芹菜“主肝阳头晕，面红耳赤，头重脚轻，步行飘摇等症”。这些症状与我们今天所说的高血压、动脉硬化等心脑血管疾病很像。经常吃芹菜，还对更年期综合征有预防和缓解作用。

芹菜含铁量较高，能补充妇女经血的损失，食之能避免皮肤苍白、干燥、面色无华，而且可使目光有神，头发黑亮。男性常吃芹菜能清热解毒，对预防脂肪肝有益。中老年人适量吃芹菜，能促进肠胃蠕动，润肠通便，还能平肝降压。

芹菜是高纤维食物，它经肠内消化作用产生一种木质素或肠内脂的物质，这类物质是一种抗氧化剂，高浓度时可抑制肠内细菌产生的致癌物质。它还可以加快粪便在肠内的运转时间，减少致癌物与

结肠黏膜的接触，从而达到预防结肠癌的目的。

芹菜还是很好的解酒食物。因为高纤维能加快胃部的消化和排空，然后通过芹菜的利尿功能，把胃部的酒精通过尿液排出体外，以此缓解胃部的压力，起到醒酒保胃的效果。

中医上治疗肝郁、肝阳上亢等也常用到芹菜。

肝郁头痛

芹菜茎适量，洗净，加百合一起捣烂后食用。

肝郁失眠

芹菜茎 90 克，酸枣仁 9 克，水煎服，每日 2 次。

高血压

芹菜 50 克，洗净，切末；粳米 100 克，淘洗干净后加水煮粥，粥将熟时加芹菜末拌匀。佐餐食用。

糖尿病

鲜芹菜 500 克，洗净捣汁，每日分 3 次服用，连服数日。

芹菜炒百合

【材料】芹菜 400 克，鲜百合 100 克，枸杞子适量，盐、香油、水淀粉各适量。

【做法】1. 芹菜去筋、洗净，切段；百合去黑根，掰成小瓣；锅加水烧开，下芹菜、百合汆烫片刻，捞出，沥干水分。

2. 锅加油烧热，下芹菜、百合炒 2 分钟，调入盐炒匀，用水淀粉勾芡，淋香油。

【功效】清热除烦，补肝养心。适合肝火过旺或心火上炎所致的失眠多梦、面红耳赤、眼睛疼痛、小便赤黄等。

芹菜拌海带

【材料】芹菜100克，海带50克，盐、白芝麻、香油、醋各适量。

【做法】1.芹菜去老叶，洗净，切段；海带洗净，切成丝。

2.将芹菜段、海带丝一起放入沸水锅中氽烫，捞出过凉，加盐、白芝麻、醋拌匀，最后淋香油即可。

【功效】平肝降压，安定情绪。对缓解更年期心烦气躁、肝阳上亢有益。多吃能清肝火、除烦躁、防治高血压。

芹菜牛肉粥

【材料】带根芹菜120克，粳米100克，牛肉（肥瘦）50克，盐适量。

【做法】1.芹菜洗净，切末；牛肉洗净蒸熟，切末。

2.芹菜与粳米一同煮粥，待粥熟时加入熟牛肉末，稍煮，加盐调味即成。

【功效】清热凉血、补虚。适合肝肾阴虚所致的面色苍白或萎黄、腰膝酸软、便秘等。

※ 特别提示 ※

芹菜有降血压的作用，故血压偏低者慎用；芹菜性凉质滑，脾胃虚寒、大便溏薄者不宜多食。

芹菜叶所含的营养素比茎多，所以吃芹菜时不要将芹菜叶丢掉。

胃胀时可适当吃点橘子

橘子富含维生素 E、维生素 C，能保护肝细胞，增强肝硬化患者的免疫功能

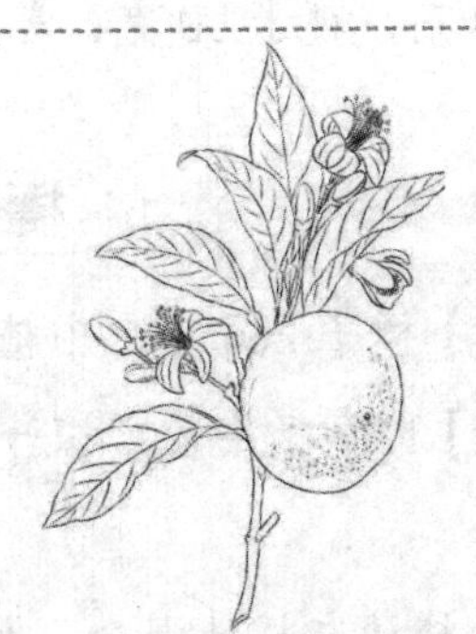

橘子甜中带酸，气味芬芳怡人。中医认为橘子有祛风邪、止瘾病的作用。橘子中的维生素，特别是维生素 E、维生素 C 等，对于维护肝细胞、预防便秘、增强肝硬化患者的免疫功能有积极的作用，还具有解毒、健胃、强脾等作用。

食用橘子的时候要注意，不要去除“橘白”，也就是果肉旁白色的丝状物。一同食用，预防肝硬化的效果会更好。

橘子皮也是中医里面的一味药，叫做青皮，就是橘子未成熟的果实外皮或幼果，具有疏肝破气、散结消痰的作用，常用于治疗肝郁气滞导致的胸胁胀满、胃脘胀闷、疝气、食积、乳房胀痛或结块等症状。

不仅是橘皮，橘核也是一味药。橘核具有理气散结止痛的作用，对治疗睾丸胀痛、疝气疼痛、乳房结块胀痛、腰痛等都有非常好的效果。

下面介绍两个简单的食疗方：

胃痛

橘络3克，生姜6克，红糖少许，水煎取汁，趁热服用。

呕吐

橘皮9克，粳米50克，姜汁少许，加适量水煮粥食用。

橘子山楂汁

【材料】橘子250克，山楂100克，白糖20克。

【做法】1.橘子去皮，榨汁；山楂洗净入锅，加水500毫升煮烂，取汁。

2.将山楂汁与橘汁混合，加入白糖即可。

【功效】清肝热、养肝血、润肠道、滋肺阴。适合肝火过旺、肠燥便秘、肺热咳嗽者饮用。

⊙ 肝气不舒者可常食金橘

金橘富含维生素C、金橘苷等成分，有开胃生津、养阴止渴、行气解郁、消食化痰的功效，常吃对高血压、脂肪肝、血管硬化等有预防作用。一般人常吃能疏通肝气，缓解抑郁情绪，减轻精神压力。

取金橘2~3个，柠檬1个，杨梅3~5颗，蜂蜜适量。将金橘、柠檬分别洗净切开，放入榨汁机中榨成汁，倒入杯中，加入杨梅、蜂蜜与适量凉开水，调匀后饮用。可清热排毒，健脾消暑。适合肝热、肠燥、肺燥者食用。有口臭时也可以取新鲜金橘洗净嚼服。

常食山药，肝肾双补

山药可健脾补虚、健胃化痰、补中益气、固肾益精，达到肝肾双补的作用

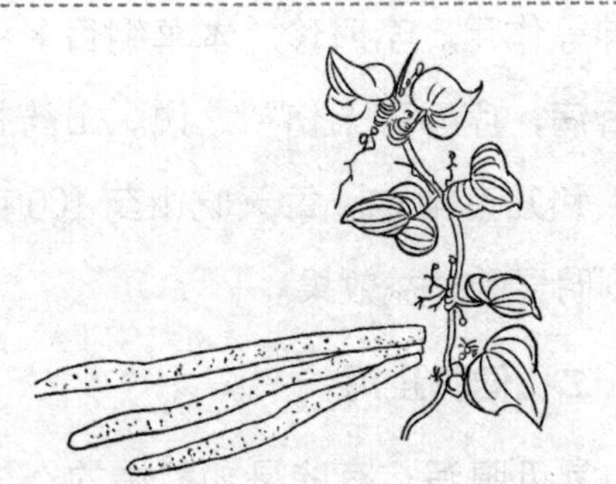

生活中有很多药食两用的东西，用来做食物和治病防病都可以，这其中的典范就是山药。

山药含有丰富的蛋白质、钙、磷、铁、维生素、淀粉酶、胆碱、黏液汁酶及薯蓣皂苷等多种营养成分，不寒不热，不润不燥，可健脾补虚、健胃化痰、补中益气、固肾益精、宁咳定喘、益心安神，特别有降血糖、抗衰老、增强免疫力和改善性功能之功效，对肝肾亏虚所致的消化不良、食欲不振，以及脾虚泄泻有食疗作用。

《本草经读》中说：“山药，能补肾填精，精足则阳强、目明、耳聪。凡上品之药，法宜久服，多则终身，少则数年，与五谷之养人相佐，以臻寿考。”可见其养生保健功效是很卓著的。

山药性质平和，男女老幼都可常食。女性适量食用山药，能排毒养颜，美白肌肤；男性食用，能健脾养胃、补肾益精；少年儿童食用，

能增强体质，健脑，健脾胃；中老年人吃，能润肠通便，预防肠燥便秘及肠胃疾病。

具体来说，山药的功效可以归纳为以下几类：

一、补中益气

山药有健脾胃、补肺肾、补中益气、健脾补虚，固肾益精、益心安神等作用。李时珍《本草纲目》中有“健脾补益、滋精固肾、治诸百病，疗五劳七伤”之说。山药补而不热，温而不燥，最适合老年人和儿童常吃。每天吃山药 100 克左右，连续吃 1~2 个月，就能见到明显的补益效果。

二、健脾止泻

常见腹泻，有些是功能性的，与细菌感染无关，不必使用抗生素之类的药，这时山药就能发挥作用。每天煮食山药 500 克，分 2~3 次吃即可。如果能磨成山药粉，每次吃 15 克也很好。

三、消渴生津

中医治疗虚劳消渴（糖尿病）处方中常有山药单味使用，或与其他药物合用，效果颇佳。

四、补肺润燥

山药是天然补肺润燥之品，在临床上是消除肺虚久咳、虚喘的良药，久伤虚损的慢性咳嗽，可以吃山药调治，每天 250 克左右。

五、涩精止尿

遗精、尿频都是肾虚所致，山药补脾的同时，还能补肾，可以防患于未然，尿频的人冬季易加重，可以多吃山药来预防和缓解。

六、固涩止带

山药有很好的健脾化湿、固涩止带功能，不论是脾虚带下还是肾虚带下，长食山药都可见效。

七、保健

由于鲜山药富含多种维生素、氨基酸和矿物质，可以防治人体脂质代谢异常，以及动脉硬化，对维护胰岛素正常功能也有一定作用，有增强人体免疫力、益心安神、宁咳定喘、延缓衰老等保健作用。

八、养颜，润肤去燥

元代脾胃专家李景说："治皮肤干燥以此物润之。"李时珍写道："山药能润皮毛。"山药能生津润燥，有滋养皮肤、毛发的功能。秋季皮肤极易干燥，使人毛发枯槁，容颜失华，因此多吃山药，能润泽皮肤和毛发。可以用山药500克煮粥，早晚常喝。

下面介绍几个简单的食疗方。

脾虚腹泻

山药（干品）250克，莲子、芡实各120克，共研细粉。每次取2~3匙，加白糖适量，蒸熟食用，每日1~2次。

肾虚遗精

山药（干品）、芡实、麦冬各15克，人参10克，五味子3克。水煎取汁，每日1剂，分2次服。

便秘

新鲜山药100克，与粳米加水煮粥，佐餐食用。

咳嗽

新鲜山药100克，煮熟去皮，捣烂，与半杯甘蔗汁混合均匀后食用。每日1次。

枸杞拌山药

【材料】山药300克，枸杞子10克，柠檬1个，蜂蜜适量。

【做法】1. 将枸杞子洗净，放入热水中浸泡10分钟；柠檬榨汁备用。

2. 山药去皮洗净，切条状，放入沸水中焯5分钟后捞出放入冷水中浸泡。

3. 将山药、枸杞子捞起沥干水分，放入盘中，加入柠檬和蜂蜜拌匀即可。

【功效】滋肝阴，补肝血。对脾胃虚弱、食少体倦、泄泻等有辅助治疗作用。经常食用，有助于肝脏排毒。也适用于肺虚体热、咳嗽气喘及各种肺阴亏虚之证。

核桃山药莲子羹

【材料】莲子、核桃仁各30克，山药100克，冰糖少许。

【做法】1. 莲子用清水泡软；山药去皮，洗净，切块。

2. 将山药放入盘中，加冰糖，入锅蒸熟，捣烂。

3. 锅加适量水，加莲子、核桃煮软，加入捣烂的山药即成。

【功效】补虚止汗，养肾固精。适合肝脾虚弱、肾阳虚者食用。

※ 特别提示 ※

山药有收敛作用，感冒患者、肠胃积滞者不宜多吃。山药的淀粉含量很高，糖尿病患者不宜一次吃得太多，以免影响餐后血糖稳定。

山楂活血化瘀，还能清血脂

山楂能健脾开胃、消食化滞、养肝补血、清理血脂，预防脂肪肝

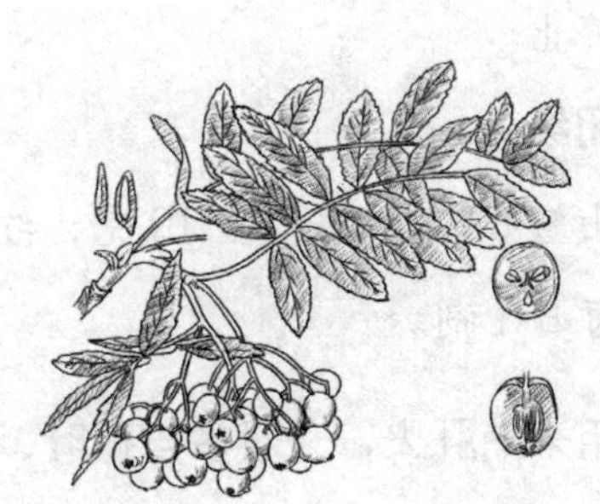

提到山楂，很多人都会想到健胃消食，小孩子积食了会吃点山楂来消食。的确，山楂是健脾开胃、消食化滞的良药。其实除了健胃消食，山楂还有很好的养肝补血和清理血脂的作用。

我们知道，脾胃是气血生化之源，脾胃不足可影响肝血的生成，而肝血不足又会影响包括脾胃在内的其他脏腑的功能。所以常吃山楂，不仅能开胃、促进消化，还能补肝血。而且现代研究还发现，山楂中的某些成分能软化血管，降低血脂，能帮助预防脂肪肝。

中医上用山楂，主要是取其疏肝解郁、消食健胃和活血化瘀的功效。《朱丹溪方》里面有一个方子叫做山楂汤。

山楂汤

取山楂 60 克，打碎，加水煎汤，用少许红糖调味。空腹时温服。

本方专取山楂活血化瘀（含收缩子宫的作用在内），用于产妇恶

露不尽，腹中疼痛，或产后血瘀腹痛。产后腹痛，也可以加香附15克。

女性痛经、闭经等也都可以使用山楂。

痛经

鲜山楂200克，洗净后加入适量水，文火熬煮至山楂熟烂，加入适量红糖搅匀。从经前3~5天开始服用，直至经期结束3天后停止。

闭经

山楂60克，鸡内金10克，红花10克，红糖30克，水煎取汁，每日1剂。

用来消肝火，一般多与荷叶、菊花等同用，比如下面几个方子：

肝火头痛

山楂15克，鲜荷叶50克，水煎取汁，代茶饮用。

肝火眼痛

山楂10克，杭白菊10克，决明子15克，水煎取汁，代茶饮用。

抑郁不舒

取山楂30克，石菖蒲15克，同置杯内，冲入滚开水，加盖闷10分钟，代茶饮，每日1剂。

健胃消食一般需要用炒山楂，还可配合神曲、麦芽等。

消化不良

山楂15克，炒麦芽10克，水煎取汁，每日1剂。

山楂肉片

【材料】 山楂 60 克，瘦猪肉 250 克，姜末、葱末、醋、黄酒、盐适量。

【做法】 1. 山楂、猪瘦肉一起放入锅中，加入适量水煮至瘦肉七成熟，将瘦肉、山楂捞出。

2. 瘦肉晾凉后切片，加姜末、葱末、醋、黄酒、盐拌匀。

3. 锅加油烧热，下肉片、山楂炒至肉片熟透即可。

【功效】 开胃消食，降压降脂。适合食欲不振、消化不良、高血压、高血脂、脂肪肝者食用。

山楂红枣粥

【材料】 焦山楂 30 克，红枣 5 颗，粳米 100 克，红糖适量。

【做法】 1. 将山楂水煎 2 次，滤渣，合并 2 次药汁。

2. 粳米洗净，与山楂药汁、红枣一起熬粥，加红糖调味即可。

【功效】 活血补血。适合肝血不足、产后恶露不尽、血瘀痛经、闭经者。

※ 特别提示 ※

山楂只消不补，故脾胃虚弱者不宜多食。健康的人食用山楂也应有所节制，尤其是儿童，正处于牙齿更替时期，贪食山楂或山楂片、山楂糕等，对牙齿生长不利。

山楂也不能空腹吃，山楂含大量有机酸、果酸、山楂酸、柠檬酸等，空腹食用，会使胃酸猛增，对胃黏膜造成不良刺激，使胃胀满、泛酸。

肝火旺，烦躁易怒多吃苦瓜

苦瓜能清热解毒、清热防暑，祛除肝火

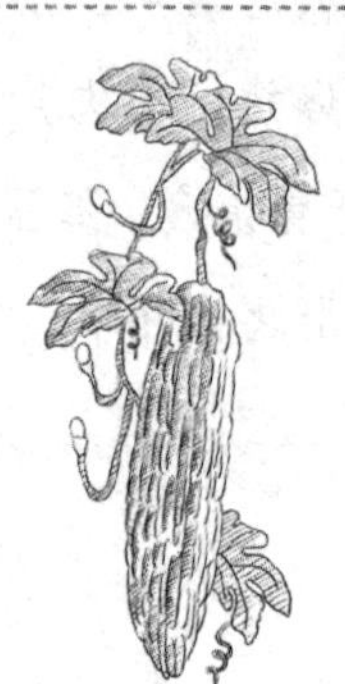

夏天天热，很多人会出现睡眠不佳、口干舌燥、烦躁易怒等不适，其实就是肝火旺的症状。这种情况，不妨多吃苦味食物，因为苦味食物具有解毒去肝火的功能，最具代表性的苦味食物就是苦瓜。

苦瓜味苦，性寒，具有清热解毒、清心明目、益气解乏、益肾利尿等多种功效。苦瓜的微苦滋味，能刺激人体分泌唾液、胃液，令人食欲大增，还可祛除肝火。

此外，苦瓜富含维生素、钙、铁、磷、苦瓜苷、苦味素等多种成分，经常食用能消炎退热、降糖降脂、祛除疲劳、清热消暑、润肠排毒。

关于苦瓜的作用，古代典籍也有不少记述。比如清代王孟英的《随息居饮食谱》中就说："苦瓜清则苦寒。涤热，明目，清心。可酱可腌……中寒者（寒底）勿食。熟则色赤，味甘性平，养血滋肝，润脾补肾。"即是说苦瓜熟后为红色，苦味减，寒性降低，与未熟时相比，滋养作用显出。所以想要清肝火，最好是在苦瓜色青未黄熟时才好。

下面介绍几个用苦瓜清热去火的小方子。

肝热眼痛

鲜苦瓜500克，鲜桑叶30克，鲜菊花50克，水煎服，每日2次。

心烦

苦瓜500克，洗净，去瓤，切块，与猪瘦肉250克一起煮汤，加盐调味。佐餐食用。

便秘

苦瓜500克，洗净，去瓤，切片，加白糖、香油、盐拌匀。佐餐食用。

苹果苦瓜汁

【材料】苦瓜1根，苹果1个，柠檬汁适量，蜂蜜1勺，凉开水适量。

【做法】1. 苦瓜洗净，去瓤，切块；苹果洗净，切块；两者一同放入搅拌机内，加入凉开水搅打成汁。

2. 将苦瓜苹果汁倒入杯中，加柠檬汁、蜂蜜拌匀即可。

【功效】清热解毒，润肠通便。适用于肝火过旺所致的口干口渴、喉咙肿痛、面红耳赤、目赤肿痛等。

苦瓜豆腐汤

【材料】苦瓜150克，北豆腐400克，香油、盐、淀粉各适量。

【做法】1.苦瓜洗净切片，豆腐洗净切块，淀粉加水适量调匀成水淀粉备用。

2.锅中下油烧热后加入苦瓜片翻炒数下，倒入适量沸水，推入豆腐块，用勺划碎，加盐调味煮沸，用少许水淀粉勾薄芡，淋上香油即成。

【功效】清肝热、降血糖。夏季食用可防治肝郁烦热。

苦瓜中的苦味是其中的特殊成分——金鸡纳霜散发出来的，金鸡纳霜能够通过抑制神经中枢过度兴奋，调节体温，起到消暑降温的作用。

很多人不习惯这种苦味，喜欢通过加热炒制或者加入过多的调味料来减少苦味，高温和过多调味料，不仅容易破坏苦瓜中的维生素等营养成分，也会造成金鸡纳霜的流失，会降低苦瓜的保健价值。

所以在烹调时，尽量使用凉拌的方式，稍用开水过一下，既可以减少苦味，还能保存大部分营养，加点盐和香油调一下，就是理想的保健菜肴了。

苦瓜加热食用，其降糖作用会大大降低，所以糖尿病人使用苦瓜来辅助降糖，应当以生食为主。将苦瓜切片晒干储存，每天用温水泡开当茶饮用，就可以起到控制血糖的作用。

※ 特别提示 ※

苦瓜有降血糖、清火的效用，对于饮食比较油腻的人、血糖偏高的人都是比较适宜的食物。不过，如果摄入过量的苦瓜，则有可能伤“心”，对心脏健康不利。因此，吃“苦”要把握一个度。

中医认为，脾胃喜暖怕凉，夏季又是人体的脾胃最虚弱的时候，尽管苦瓜的苦味有开胃助消化的作用，但苦瓜的性质偏于寒凉，脾胃虚寒的人若吃得过多，会损害脾胃功能，脾胃不好的人要少吃。

此外，苦瓜含奎宁，会刺激子宫收缩，引起流产，孕妇慎食。

常喝蜂蜜水，可防治慢性肝病

蜂蜜含有葡萄糖和果糖，能增强肝脏的解毒功能和肝细胞再生、修复能力，增强肝脏功能及抗感染能力

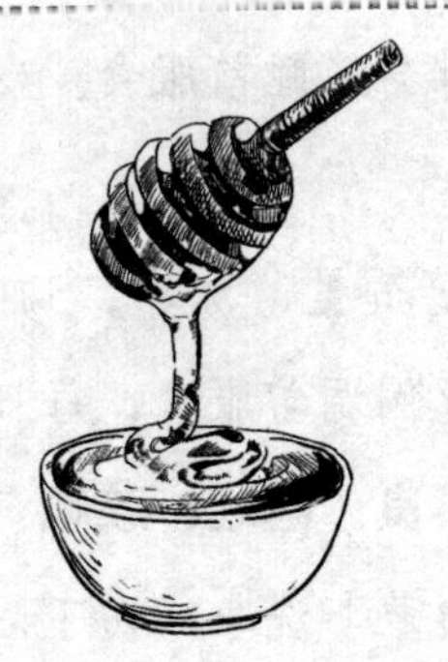

蜂蜜是很多人喜欢的饮品，特别是女性，因为蜂蜜里面含有丰富

的维生素、矿物质、微量元素以及果糖、葡萄糖、各种酶等，是很好的排毒美白养颜之物。除此之外，蜂蜜还是一味很好的护肝良药。

中医认为，蜂蜜味甘、性微寒，具有润肺止咳、润肠通便和解毒的功效。《神农本草经》中形容蜂蜜“安五脏，益气补中，止痛解毒，除百病，和百药，久服轻身延年。”《本草纲目》称其“和营卫，润脏腑，通三焦，调脾胃。”蜂蜜对神经衰弱、高血压、冠心病、糖尿病、肝脏疾病、便秘等有很好的疗效。

蜂蜜含有葡萄糖和果糖，能增强肝脏的解毒功能和肝细胞再生、修复能力，从而增强肝脏功能及抗感染能力。经常喝蜂蜜水，对预防和缓解各种慢性肝病有益。早晨空腹时和晚上睡前，胃肠道的吸收能力较强，此时饮用效果最好。

蜂蜜的保健用法比较简单，一般是加入其他汁水中，调匀后饮用。

肝炎

鲜芹菜100~150克，蜂蜜适量。芹菜洗净捣烂绞汁，与蜂蜜同炖温服，每日1次。

失眠

鲜百合50克，蜂蜜1~2匙。百合放碗中，上屉蒸熟，待温时加蜂蜜拌匀，睡前服食。

便秘

取鲜藕适量，洗净，切片，压取汁液，按1杯鲜藕汁加蜂蜜1汤匙比例调匀服食，每日2~3次。

消化不良、呕吐、咳嗽

取鲜白萝卜洗净，切丁，放入沸水中煮沸捞出，控干水分，晾晒半日，然后放锅中，加蜂蜜30克，用小火煮沸调匀，晾温后服食。

绿豆能帮助肝解毒

绿豆有解毒作用，能减轻肝脏负担；肝火过旺、肝阳上亢的人可适当多吃

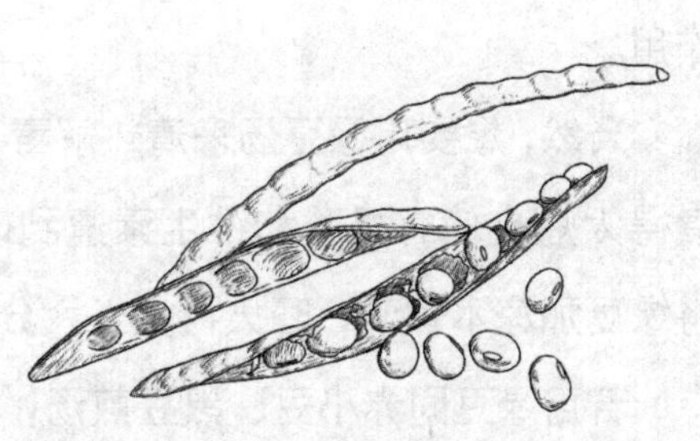

民间有绿豆汤解毒的说法，一般中暑或者是食物中毒，先灌下一碗绿豆汤。虽然是民间验方，但确实是有道理的。很多中医典籍里面都记载，绿豆的确有解毒的功效。

比如《开宝本草》中就说："绿豆，甘，寒，无毒。入心、胃经。主丹毒烦热，风疹，热气奔豚，生研绞汁服，亦煮食，消肿下气，压热解毒。"以后，历代本草对绿豆的药用功效多有阐发。

《本草纲目》里说："绿豆，消肿治痘之功虽同于赤豆，而压热解毒之力过之。且益气、厚肠胃、通经脉，无久服枯人之忌。外科治痈疽，有内托护心散，极言其效。"并可"解金石、砒霜、草木一切诸毒"。可见其解毒效果是确切而明显的。

绿豆之所以能解毒，与其中含有的丰富蛋白质有关。研究发现，生绿豆水浸磨成的生绿豆浆蛋白含量颇高，内服可保护胃肠黏膜。绿豆蛋白、鞣质和黄酮类化合物可与有机磷农药、汞、砷、铅化合

物结合形成沉淀物，使之减少或失去毒性，不易被胃肠道吸收。

此外，绿豆中的很多生物活性物质都具有抗氧化作用，能够减轻毒素对细胞的伤害。

醉酒时适量饮用绿豆汤，能加速酒精分解，起到解酒护肝的作用；平时适量食用绿豆，能在一定程度上分解身体里的毒素，从而减轻肝脏的负担；肝火过旺、肝阳上亢时适量吃绿豆能起到清热滋阴的作用。

当然，想要用绿豆汤来清热解毒，可不是像平时煮粥那样煮开花。煮得太烂会使有机酸和维生素遭到破坏，降低清热解毒功效。只需将绿豆加凉水煮沸，旺火再煮五六分钟，取绿豆水饮用即可。

若用绿豆同赤小豆、黑豆煎汤，既可治疗暑天小儿消化不良，又可治疗小儿皮肤病及麻疹。常食绿豆，对高血压、动脉硬化、糖尿病、肾炎有较好的辅助治疗作用。此外绿豆还可以作为外用药，捣烂后外敷，可治疗疮疖和皮肤湿疹。如果得了痤疮，可以把绿豆研成细末，煮成糊状，在就寝前洗净患部，涂抹在患处。“绿豆衣”能清热解毒，还有消肿、散翳明目等作用，“绿豆衣”就是绿豆的皮。

下面推荐几个使用绿豆清肝解毒的小方法。

视物模糊

绿豆50克，菊花10克，水煎取汁，每日1剂。

中暑

绿豆适量，加水煮汤。或用绿豆100克煮至豆皮开裂，加粳米50克，一同煮粥，清热消暑效果也不错。

腮腺炎

绿豆60克，白菜心2个，加适量水煮汤食用。

痱子

绿豆 50 克、鲜荷叶 1 张（剪碎）煎煮 10 分钟，取汁服用。

※ 特别提示 ※

虽然大多数人都可以放心地喝绿豆汤，没有太多禁忌，但是体质虚弱的人，不要多喝。从中医的角度看，身体虚寒的人，如经常四肢冰凉乏力、腰腿冷痛、腹泻便稀、脾胃虚寒者也不要多喝。由于绿豆具有解毒的功效，所以正在吃中药的人也不要多喝。

煮绿豆时，很多人会发现，铁锅会变黑。这是因为发生了某些化学变化，所以煮绿豆最好不要用铁锅。

吃醋也养肝

醋能下气消食、清热解毒、活血化瘀、疏肝解郁、降压降脂；还能促进肝脏分泌胆汁，促进消化；并能“散瘀血”

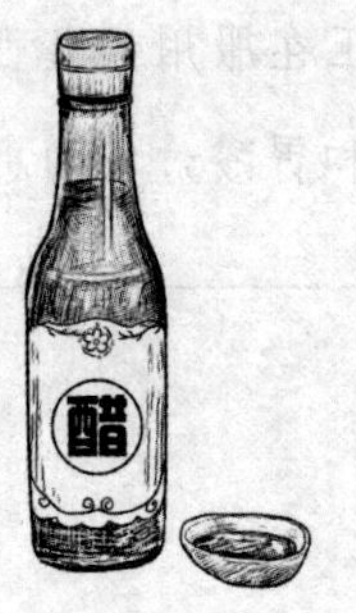

醋是日常生活中常用的调味品之一，它不仅能改善菜肴味道，还具有药用价值，能软坚散结、下气消食、清热解毒、活血化瘀、疏

肝解郁、降压降脂、消除色斑。适量吃醋，对养护肝脏有益，因为醋有一定的杀菌抑菌能力，能减轻肝脏的负担；醋还能促进肝脏分泌胆汁，促进消化；此外醋还有“散瘀血”的功效。

一般来说，食醋养生主要是通过其作为调料来用。肝不好的人，作为烹调调料使用时可以稍微加大用量。

除了常用的调料醋，市面上还有一些功能醋，其功效各不相同：

柿子醋

用柿子酿造出来的醋，具有美白润肤、降压降糖、延缓衰老的功效。醉酒时适量喝柿子醋，还有助于解酒，缓解醉酒后第二天头痛。

苹果醋

以苹果汁经发酵而成的苹果原醋，再兑以苹果汁等原料而成的饮品，具有改善疲劳、美容养颜、消食开胃等多种功效。

红枣醋

用红枣或红枣汁为原料发酵酿制而成的醋，不仅能美容养颜，解酒护肝，而且能提高人体免疫力，预防和缓解心血管疾病，防癌抗癌。

※ 特别提示 ※

正在服用某些西药或解表发汗类的中药时不宜吃醋。胃溃疡和胃酸过多的患者在烹调时也不宜放醋。

第四章

DISIZHANG

12 味中药，让你气顺血足

除了治病，服用中药也是养生保健的重要方法。疏肝理气、平肝降火、补肝养血……对于养肝来说，不同的中药怎么选用，有什么服用禁忌，这些都需要悉心掌握。用对了才能让你气顺血足。

枸杞子是清肝明目首选药

枸杞子可滋补肝肾、益精养血、明目消翳、润肺止咳

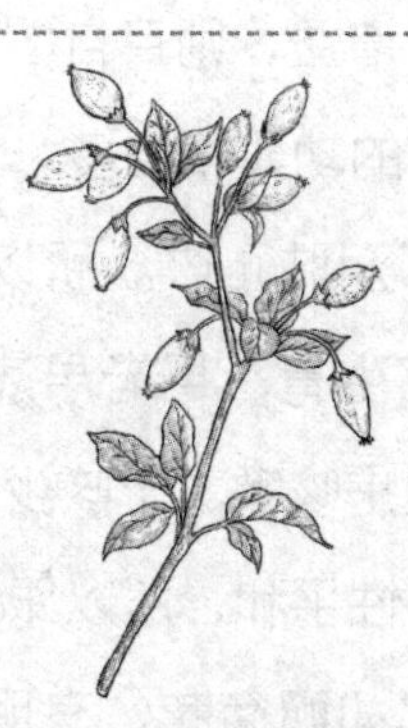

传说，很久以前，有一位官员出使河西，就是今天的西北地区，他走在路上，看到一个女孩子拿着一根棍子在打一个八九十岁的老头。这位使节一看，这真是蛮荒之地，怎么会有这种事情呢？就赶紧上去阻止，没想到这个女孩子说，她打的是她的曾孙子。一问才知道，这个“女孩子”已经 372 岁了，一直服用枸杞子，所以才显得这样年轻。

后来，这位使节就把这个故事广为传播。再后来，华佗在这个故事的基础上，以枸杞子为主药，又加了很多其他的药，做了一个养生的成药，就叫“打老儿丸”。

当然，这只是一个传说，真实性不必追究，但足以说明枸杞子有延年益寿的功效。史料记载，北宋时期的大文学家苏东坡就非常喜欢枸杞子，他在自己家院子里种枸杞子，秋天收获的时候，就用这个大宴宾朋。

关于枸杞子的功效，历代药典记载颇多，《本草经疏》中就说："枸杞子，润而滋补，兼能退热，而专于补肾、润肺、生津、益气，为肝肾真阴不足、劳乏内热补益之要药。老人阴虚者十之七八，故服食家为益精明目之上品。昔人多谓其能生精益气，除阴虚内热明目者，盖热退则阴生，阴生则精血自长，肝开窍于目，黑水神光属肾，二脏之阴气增益，则目自明矣。"

枸杞子的功效相当多，归结起来大致就是滋补肝肾、益精养血、明目消翳、润肺止咳。所以中医里面就常用它来治肾虚骨痿、阳痿遗精、久不生育、早老早衰、须发早白、血虚萎黄、产后乳少、目暗不明、虚痨咳嗽、干咳少痰等病症。

枸杞子性平和，所以跟许多中药都能搭配，用来养肝，搭配也比较灵活。比如配菊花，有明目之功，用于肝肾虚损之视力下降、夜盲等；配熟地黄，用于肝肾阴亏之腰膝酸软、月经不调、遗精、早衰；配何首乌，则有平补肝肾、益精补血、乌发强筋的作用。

关于枸杞子，最著名的一个方子当属杞菊地黄丸了。这个方子最早记载于清代的医书《医级》。

杞菊地黄丸

熟地黄、山萸肉、茯苓、山药、丹皮、泽泻、枸杞子、菊花八味药。炼蜜为丸服用。

此方用来治肝肾不足所致的眩晕耳鸣、羞明畏光、视物昏花、迎风流泪等。这个药现在有成药，药店就能买到。

下面再介绍几个简单的家用药方。

肝火旺，目赤口苦

枸杞子 15 克，菊花 5 朵，用沸水冲泡，代茶频饮。

慢性肝炎

枸杞子500克，西洋参30克，甘草100克，蜂蜜100克。将西洋参、甘草煎煮1小时，取其药液煮枸杞子，至水将尽，捣成膏状后加入蜂蜜搅拌均匀，装瓶，放入冰箱中。每日服用1~2汤匙。

血虚头晕

枸杞子、五味子各等份，研为粗末，每次取9~15克，用沸水浸泡，代茶饮用。或枸杞子、桂圆肉各等分，加水，用小火多次煎熬至枸杞子、桂圆肉无味，去渣继续煎熬成膏，每日取1~2匙，用温水冲服。

高血压

枸杞子或枸杞叶适量，水煎取汁，代茶饮用。

枸杞子最简单的用法当属泡水喝了，每天用20~30粒枸杞子泡水喝，可滋肝阴、明目，不过要长期坚持方可见效。

此外，煮粥、做汤的时候放一小把枸杞子进去，滋养效果也是很好的。

枸杞子炒猪肝

【材料】猪肝250克，枸杞子15克，葱段、姜片、酱油、料酒、水淀粉、盐各适量。

【做法】猪肝洗净，切片。枸杞子洗净。锅内放油烧热，将葱段、姜片放入油锅炒香后，倒入猪肝和枸杞子翻炒，加入调料，最后用水淀粉勾芡即可。

【功效】养肝明目。适用于肝血不足之头痛、眩晕等症。

大枣枸杞粥

【材料】大枣5枚，枸杞子10克，粳米50克，红糖适量。

【做法】将大枣、枸杞子洗净，与粳米同放锅内煮，加适量红糖即可。

【功效】益气健脾、补肝、养血安神。每日1次，可连续吃15~30天。适用于贫血、血小板减少、肝炎、心悸失眠、疲乏无力、慢性支气管炎等症。健康人常食，能使肤色红润、体质强健、神清气爽目明。

枸杞子黑豆粥

【材料】羊胫骨250克，枸杞子15克，黑豆30克，红枣10颗，粳米100克，盐少许。

【做法】1.将羊胫骨洗干净，敲碎；枸杞子、黑豆用清水浸泡，洗净；红枣去内核，洗净。

2.粳米用清水淘洗干净，与羊胫骨、枸杞子、黑豆、红枣一同放入砂锅内，加适量水煮粥，加盐调味即可。

【功效】滋肝补肾，适合肝肾亏虚所致的腰膝酸软、头晕目眩、阳痿滑精等。

※ 特别提示 ※

正在感冒、发热，有炎症或脾胃虚弱之腹泻者，不宜食用枸杞子。枸杞子一次不宜食用过多，一般健康的成年人每天食用20克为宜。

决明子泡水喝，明目又降压

决明子有养肝明目、润肠通便的功效，对高血压、高血脂有辅助疗效

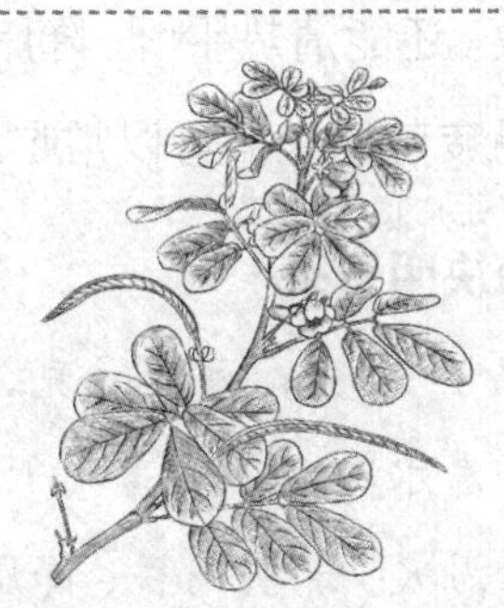

关于决明子的养生功效，《中华本草》中认为它能“清肝益肾，明目，利水通便。主治目赤肿痛、羞明泪多、夜盲、头痛头晕、视物昏暗、肝硬化腹水、小便不利，习惯性便秘等。

决明子具有养肝明目、润肠通便的功效，中医临床上常用于治疗便秘、高血压、高血脂等不适或疾病。

决明子最方便的用法是用开水冲泡或煎煮，取炒决明子 15 克，直接泡茶饮用，反复冲泡至茶水无色。老年人饮用决明子茶不仅有助于大便通畅，还能起到明目、降压、降脂等功效。老年人阴虚血少者，可加入枸杞子 9 克，杭白菊、生地各 5 克一同泡服；若老年人有气虚之症，宜加生晒参 3 克同泡服。

取炒决明子 10~15 克，或者用决明子粉 5 克，加水 300~400 毫升煎煮 10 分钟，冲入蜂蜜搅匀服用，早晚分服，每日 1 剂。养肝明目、润肠通便效果更好，前列腺增生或习惯性便秘者也可常饮。

用来泡茶的话，最好是用炒决明子，这样更容易泡出有效成分。炒的时候不要炒太过，有香气溢出即可，时间一长就容易炒煳，泡出来的水口感会较差。一次可以多炒一些，晾凉后放在密闭的瓶子里，随用随取。

决明子可以和其他花草茶、常用中药等搭配，具有不错的排毒解油腻功效。还能清热平肝、降脂降压、润肠通便、明目益睛。“电脑族”等眼睛易疲劳的人群可以常喝。

杞菊决明子茶

枸杞子10克，菊花3克，炒决明子10克，放入较大的有盖杯中，沸水冲泡，加盖闷15分钟后饮用。一般可冲泡3~5次。可清肝泻火、养阴明目、降压降脂。用于肝火阳亢，症见头晕目眩、头重脚轻、面部烘热、烦躁易怒、血压增高、舌质偏红。

菊楂决明茶

菊花10克，生山楂片10克，炒决明子5克，冰糖25克，将菊花、山楂片、决明子、冰糖放入保温杯中，以开水冲泡，加盖闷泡10分钟，频频饮用，每日数次。适用于肝肾阴虚、肝阳上亢，症见头晕、头痛、烦躁易怒者，或高血压所致头晕目眩、失眠多梦者。

桃仁决明蜜茶

桃仁10克，决明子12克，水煎取汁，加蜂蜜服用。可活血降压、清肝益肾，适用于高血压、脑血栓患者。

决明子也可以煮，但一般是煎取汁液来用，不直接用。

枸菊决明子粥

【材料】决明子 15 克，枸杞子 10 克，菊花 10 克，粳米 50 克，冰糖适量。

【做法】先把决明子放入砂锅内炒至微有香气，取出，待冷后与菊花煎汁，去渣取汁，放入粳米煮粥，粥将熟时，加入枸杞子、冰糖，再煮沸片刻即可食用。

【功效】清肝明目、降压通便。适用于高血压、高脂血症，以及习惯性便秘等。大便泄泻者忌服。

想要降压降脂减肥的人，也可以用决明子 10 克，与海带共煮，饮汤，吃海带。清肝泄热、降压降脂、减肥轻身效果较好。

※ 特别提示 ※

决明子性寒凉，不适合脾胃虚寒、脾虚泄泻的患者服用；低血压、血虚眩晕等患者也不宜服用。

决明子具有降血脂、降血压的作用，能清肝明目、润肠通便，很多人就长期使用，但决明子含有大黄酚、大黄素等化合物，长期服用可引起肠道病变。

此外，决明子不宜久煎，一般煎煮 5 分钟即可，否则会降低药效。

菊花茶降压减脂，每天都能喝

菊花有散风热、平肝明目的功效，对肝火旺、用眼过度导致的双眼干涩有较好的疗效

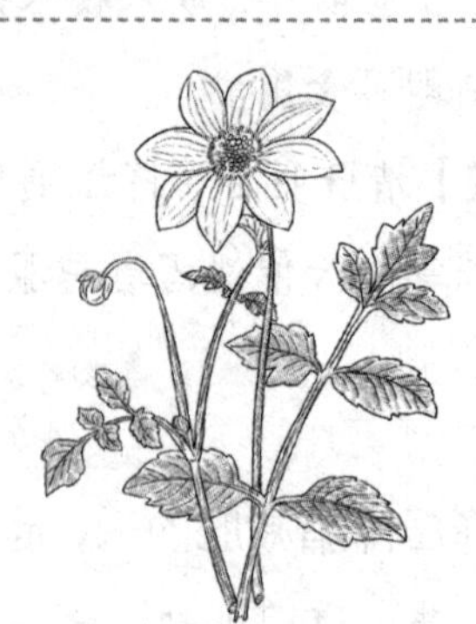

菊花是中国传统的常用中药材之一，据古籍记载，菊花味甘苦，性微寒，有散风清热、清肝明目和解毒消炎等作用。对口干、火旺、目涩，或由风、寒、湿引起的肢体疼痛、麻木等均有一定的疗效。主治感冒风热、头痛等，对眩晕、头痛、耳鸣也有防治作用。

《本草纲目》中对菊花的药效也有详细的记载：菊花性甘、微寒，具有散风热、平肝明目之功效。《神农本草经》认为，白菊花能“主诸风头眩、肿痛、目欲脱、皮肤死肌、恶风湿痹，久服利气，轻身耐劳延年。”

现代医学研究表明，菊花具有降血压、抑制癌细胞、扩张冠状动脉和抑菌的作用，长期饮用能调节心肌功能、降低胆固醇，适合中老年人和预防流行性结膜炎时饮用。对肝火旺、用眼过度导致的双眼干涩也有较好的疗效。同时，菊花茶香气浓郁，提神醒脑，也具

有一定的松弛神经、舒缓头痛的功效。

很多人喜欢喝菊花茶，特别是常用电脑的上班族，菊花茶确实对保养眼睛有好处。

睡前喝太多的水，第二天早晨起床眼睛就会浮肿得像熊猫眼一样，民间有一个方法：用棉花沾上菊花茶的茶汁，涂在眼睛四周，很快就能消除这种浮肿。此外平常还可以泡一杯菊花茶来喝，能使眼睛疲劳的症状消退，如果每天喝三到四杯的菊花茶，对恢复视力也是很有帮助的。

单用菊花，茶味略显苦，不妨加上枸杞子一起泡来喝，或是加点蜂蜜或冰糖，不仅能清肝明目，对疏肝解郁也很有效果。

菊花也是老少皆宜之品：女性经常用菊花搭配枸杞子、红枣泡茶喝，能清肝明目、养血润肤。更年期女性适量饮用菊花茶，还能清热除烦，缓解更年期综合征。中老年人适量喝菊花茶，可润肠道、防便秘，还能预防和缓解高血压病、糖尿病、高脂血症。

我们平常买菊花会看到有很多种类，比如黄菊花、白菊花、野菊花。这三种菊花的功效略有不同，一般来说，疏散风热多用黄菊花，平肝益肝多用白菊花，清热解毒多用野菊花。

脂肪肝

菊花 15 克，粳米 100 克，一起加水煮粥，每日 1 次。

风热头痛

菊花、石膏、川芎各 10 克，混合均匀，研末。每次取 5 克，温水冲调，每日 1 剂。

肺热咳嗽

菊花 10 克，桑叶、枇杷叶各 5 克，研末，用沸水冲泡，代茶饮用。

色斑

菊花15克，银耳10克，加水煮汤，加冰糖调味，每日1次，长期服用。

菊花不仅能泡茶，也可用来食用，炒菜、做汤、煮粥都可以。食用菊花一般以新鲜菊花为好。摘净后用清水略冲即可使用。如果是用干菊花，要先泡开，不过口感没有鲜菊花好。

菊花鸡肝汤

【材料】鸡肝100克，银耳10克，菊花10克，茉莉花2朵，料酒、姜汁、盐各适量。

【做法】1. 银耳泡发，撕成小片；菊花、茉莉花温水洗净；鸡肝洗净切薄片备用。

2. 将水烧沸，先入料酒、姜汁、盐，随即下入银耳、鸡肝，烧沸，撇去浮沫，待鸡肝熟，加入菊花、茉莉花稍煮沸即可。

【功效】清肝明目、补血。适用于高血压所致眩晕、头痛、贫血者。

女贞子滋阴养肝，可治头晕目眩

女贞子有滋补肝肾、益阴养血、清虚热、强腰膝、明耳目、乌须发等功效，适用于头昏目眩、腰膝酸软、遗精、耳鸣、须发早白等症

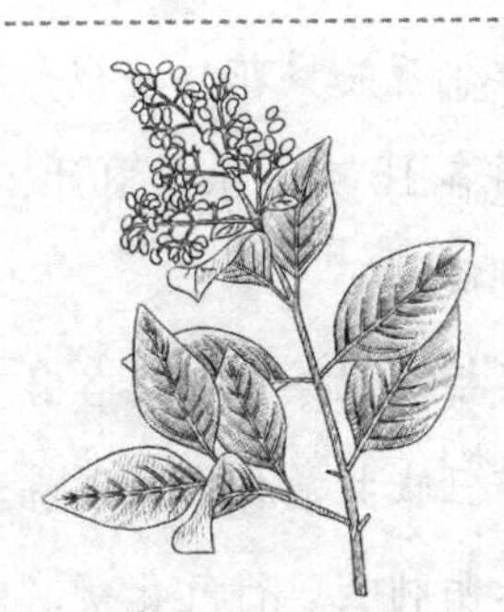

女贞子这味药，我们生活中可能听得比较少，但中医上却运用得很广泛。女贞子入药最早记载于《神农本草经》，又名女贞实、冬青子，其性味甘苦而凉，具有滋补肝肾、益阴养血、清虚热、强腰膝、明耳目、乌须发等功效，常用于头昏目眩、腰膝酸软、遗精、耳鸣、须发早白等症。

女贞子的药力比较平和，所以一般使用都是缓慢取效。著名的中成药二至丸，就是由女贞子配旱莲草制成的。这个方子出自《医方集解》，是将女贞子、旱莲草各等分，加水煎取浓汁，加入约等量的炼蜜，煮沸收膏。主要用于阴虚诸证，如肝肾不足之腰膝酸软、须发早白等。

现代研究发现，女贞子含有熊果酸、齐墩果酸、甘露醇、葡萄糖、脂肪油等，有升高白细胞、对抗四氯化碳引起的急慢性肝损伤、防止肝硬化、促进肝细胞再生的功能。

女贞子颗粒较大，不易泡出有效成分，所以一般使用时最好用水煎煮，泡茶的话要捣碎了再用。

眼干涩，视力减退

女贞子、枸杞子各15克，菊花10克。煎水饮。本方以女贞子、枸杞子补肝肾、明目，以菊花养肝明目。用于肝肾阴虚之眼目干涩、视物昏花，或视力减退。也可以用女贞子、桑椹、黄精、石斛各15克，水煎取汁，每日1剂，分3次服用。

气郁痰结

绿萼梅、绿茶、橘络各3克，女贞子6克。先将女贞子捣碎后，与前三味共放杯内，以沸水冲泡即可。每日1剂，不拘时饮服。能养阴利咽、行气化痰。对肝肾阴虚、虚火上浮、气郁痰结导致的诸症，如咽痛不适、咽喉有异物感等有缓解作用。

头晕目眩

女贞子20克，蜂蜜30克。将女贞子放入锅中，加水适量，小火煎煮30分钟，去渣取汁，调入蜂蜜即可。可滋补肝肾、软化血管。主治肝肾阴虚型动脉硬化症、头晕目眩、腰酸耳鸣、须发早白、遗精、便秘等。

※ 特别提示 ※

脾胃虚寒泄泻及阳虚者不宜服用女贞子。

桑叶滋阴润燥，目赤头痛可用

桑叶能疏风散热、益肝通气、降压利尿，适用于风热感冒、肺热燥咳、头晕目赤等

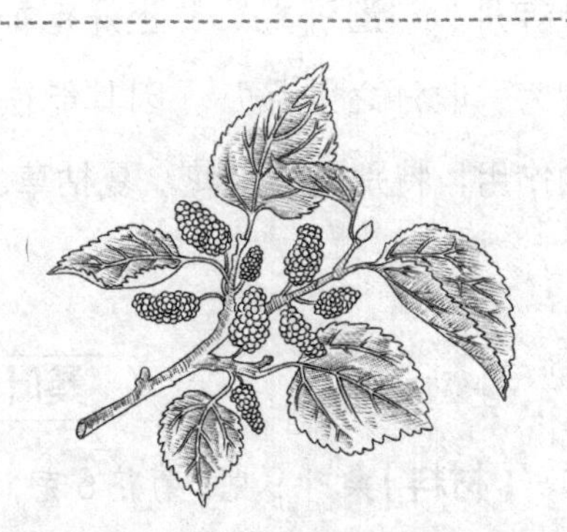

桑树在我国有悠久的种植史，栽桑养蚕，古已有之，因此称“东方神木”“桑为木之精”。不仅是桑叶可用来养蚕，桑树也一身是宝。桑叶、桑枝、桑椹、桑白皮都是常用的中药。

桑叶，一般是于霜后采收，阴干而成。其性味苦甘、寒。能祛风清热、凉血明目。主治风热感冒、肺热燥咳、头晕头痛、目赤昏花等。

汉代的《神农本草经》中称桑叶为“神仙草”，具有补血、疏风、散热、益肝通气、降压利尿之功效。可见，古代医学家已认识到桑叶的治病和保健功效。

北宋著名宰相苏颂曾介绍，以四月和十月分别采收桑叶，阴干捣末，煎水代茶，称“神仙服食方”。现代研究也发现，桑叶含有丰富的氨基酸、纤维素、维生素、矿物质及黄酮等多种生物活性物质，具有降低胆固醇、抑制脂肪积累、抑制血栓生成、降压、降脂、抗衰老、

抗疲劳等功效；所含的桑素还有防癌抗癌的作用。确实是一种很好的中药材和保健食品。

中医上使用桑叶主要是取其止汗功用，实际上就是祛风清热。比如元代朱丹溪在《丹溪心法》中就记载："经霜桑叶研末，米饮服，止盗汗。"明末清初的名医傅青主尤擅用桑叶止汗，他先后拟定"止汗神丹""遏汗丸""止汗定神丹"等方，均以桑叶为主药，将其称为"收汗之妙品"。因其能祛风清热凉血，故也能起到清肝明目的作用，特别是与菊花、夏枯草、枸杞子等同用，效果尤为明显。

桑叶菊花粥

【材料】桑叶9克，菊花6克，甜杏仁9克，粳米100克，冰糖适量。

【做法】1. 桑叶、菊花稍微冲洗一下，水煎取汁。

2. 粳米淘洗干净，加桑叶菊花药汁，大火煮沸后转小火熬煮至粥熟，撒入甜杏仁，加冰糖略煮即可。

【功效】清肝明目、润肠排毒。适合肝火过旺所致的目赤肿痛、小便赤黄、头晕目眩，以及肠燥便秘等。

夏枯草菊花茶

【材料】夏枯草12克，桑叶10克，菊花10克。

【做法】将夏枯草、桑叶加适量水浸泡半小时后煮半小时，最后加入菊花煮3分钟，即可代茶饮。可用冰糖或蜂蜜调味。

【功效】每日1剂，不拘时频饮，可清肝明目、降压。

上面说到桑树一身是宝，其他几宝分别是桑枝、桑椹和桑白皮。

桑枝是桑树的嫩枝，于春末夏初采收。其性味苦、平。能祛风湿、利关节、行水气。主治风寒湿痹、四肢拘挛、脚气浮肿、风痒等。

桑椹是桑树的果穗，呈红紫色时采收。其性味甘，寒，能补益肾、滋液熄风。主治肝肾阴亏、消渴、便秘、目暗耳鸣、须发早白、失眠、眩晕等。

桑白皮是桑树的根皮，于冬季采挖后剥取白皮，晒干蜜炙用。其性味甘、寒，能泻肺平喘、行水消肿。主治肺热喘咳、水肿胀满、小便短赤、面目肌肤水肿等。

※ 特别提示 ※

桑叶有一定的副作用，服用过量有可能出现恶心、呕吐、腹泻、剧烈腹痛等不适，严重的还有可能出现便血、血压下降、休克等，因此不能盲目服用桑叶，应在医生的指导下使用。

桑叶所含的挥发油对消化道有刺激作用，因此肠道溃疡疾病患者不宜服用桑叶。

佛手让你拥有好心情

佛手能理气化痰、止咳消胀、舒肝健脾和胃，可治疗肝郁气滞引起的胸胁胀痛、胸闷不畅等症

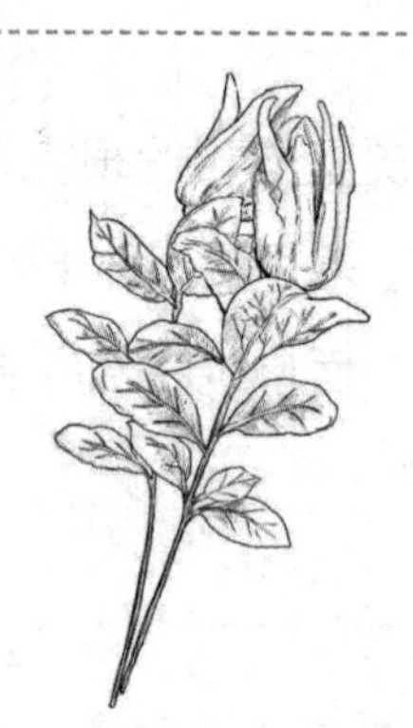

佛手是一种很好的观赏植物，同时也具有珍贵的药用价值，入肝、脾、胃三经，有理气化痰、止咳消胀、舒肝健脾和胃等多种功效，中医上常用来治疗肝郁气滞引起的胸胁胀痛、胸闷不畅，以及脾胃气滞所致的脘腹胀满、嗳气呕恶、胃痛纳呆、食少等症。

据《本草再新》中记载，佛手能“治气舒肝，和胃化痰，破积，治噎膈反胃，消症瘕瘰疬”。“症瘕瘰疬”大致相当于我们今天说的肿瘤，古人认为这类问题主要是肝郁气滞引起的。所以，佛手是疏肝理气很重要的一味药。

我们知道，肝脏喜欢舒展柔和，讨厌受到压抑。经常生气不仅会导致肝气郁滞，而且会影响到脾胃功能，引发胃口不佳、腹痛等症状。而佛手的疏肝解郁和理气健脾的作用正好能解决这一问题。

中医上用佛手一般是用干品，因为佛手药食两用，药性平和，所以居家也可安心使用。最简单的用法就是泡茶，因为干品都是切小片的，所以很容易泡开。

取佛手 5 克，菊花 5 朵，放入茶杯中，冲入沸水加盖闷泡 5 分钟，即可饮用。

菊花能散风清热、平肝明目；佛手疏肝理气。所以常喝此茶能清除肝内的郁热，肝火较旺且胸满胀闷的人，可经常饮用，效果很好。

当然也可以使用鲜的佛手，煮粥食用，或者切片后泡水，加少许蜂蜜代茶饮也不错。很适合女性生理期饮用，有止痛经的作用。

下面这几个方子也非常适合家庭使用。

肝郁胃疼

佛手 10 克，青皮 9 克，川楝子 6 克，水煎服。

胸胁胀痛

佛手 10 克，玫瑰花 5 克，用沸水冲泡 10 分钟，代茶饮用。

恶心呕吐

佛手、生姜各 10 克，加水煎取药汁，加红糖调味后温热服用。

哮喘

佛手 15 克，藿香 9 克，姜皮 3 克，水煎服。

阿胶佛手鸡肝羹

【材料】阿胶5克，佛手10克，柏子仁15克，鸡肝1个，冰糖20克。

【做法】1. 将柏子仁放入锅内炒香，取出后研成粉末。

2. 阿胶捣碎，加水烊化；佛手水煎取汁。

3. 鸡肝冲洗干净，剁成蓉，加冰糖、佛手药汁煮至鸡肝熟，加入阿胶、柏子仁粉拌匀即可。

【功效】补血养血，安神除烦，适合血虚肝郁失眠、彻夜难眠或多梦易惊醒者。

佛手粥

【材料】粳米100克，佛手6克。

【做法】1. 将佛手洗净，入砂锅，加水煎取药汁。

2. 另取淘洗干净的粳米加水煮粥，先用大火烧开，再转小火熬煮成稀粥。

3. 待粥快熟时加入药汁，再数次煮沸即成。

【功效】和胃、理气、化痰。适用于小儿传染性肝炎，胃痛、胁胀呕吐、痰饮咳喘，老年胃弱、消化不良等症。

※ 特别提示 ※

佛手与佛手瓜并非同一种植物，二者功效也不一样。佛手是芸香科植物，佛手瓜是葫芦科植物，有祛风解热、健脾开胃的功效，主治风热犯肺之头痛、咽干、咳嗽及脾胃湿热诸证。

玫瑰泡茶饮，让你不再郁闷

玫瑰花能行气解郁、活血祛瘀，适用于肝郁胸闷、胃脘胀痛、月经不调等症

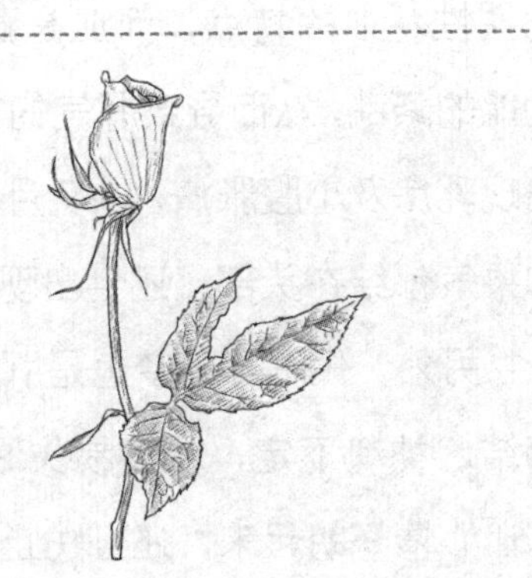

玫瑰花典雅艳丽，香气迷人，是爱情与浪漫的代名词，但同时，玫瑰花也是一种非常好的药食两用的花卉。早在 2000 多年前，我国就已经开始使用玫瑰花来治疗疾病了，特别是在养颜方面，运用得非常广泛。比如民间就有“玫瑰花和糖冲服，甘美可口，色泽悦目”的经验。

当然，对玫瑰花的使用，不仅仅用于养颜方面，在治病养生方面同样有着非常广泛的应用。如《本草再新》中就说，玫瑰可“舒肝胆之郁气，健脾降火。治腹中冷痛，胃脘积寒，兼能破血”。而《食物本草》则说，玫瑰具有“主利肺脾，益肝胆，辟邪恶之气，食之芳香甘美，令人神爽”的功效。

经常用玫瑰花泡茶、煮粥，能行气解郁、活血祛瘀，对肝气郁结、胸闷及肝胃不和、胃脘胀痛、月经不调、跌打损伤等都有很好的食

疗作用。

玫瑰花的主要功用是疏肝理气，所以特别适合气郁体质的人，尤其是女性使用。在中医看来，人体的“气”主要靠肝来调节，所以有“肝气郁结”一说。而肝气郁结是女性最常见的体质类型，为什么呢?因为女人月经、怀孕、哺乳，一直到最后的衰老都和血有关，具有周期性耗血的特点，而血是藏于肝的，肝血耗损自然容易引起肝脏功能的紊乱，从而导致肝气的郁结。很多女性经常有胸肋胀痛或窜痛，出现乳房及小腹胀痛，以及月经不调、痛经等，多半都是气郁造成的。如果气郁结在头部，还会出现头痛、头晕等症状。

另外，失眠、多梦也是肝气郁结常见的症状。因为肝藏魂，肝气郁结，神魂不定，就容易失眠、多梦。用玫瑰花来调理肝脏，不仅可让心情开朗起来，还可防止疾病的产生。

除了理气之外，玫瑰花另一个主要作用就是化瘀。很多女性到了二十多岁会长斑，实际上，人之所以会长斑，与肝血不足和肝气郁结均有很大的关系，所以中医将黄褐斑叫肝斑。因此对于女人而言，要养颜，不一定非要靠高档的化妆品，食用玫瑰花，也能美容养颜。

此外，玫瑰花还有柔肝醒胃、活血的功效，女性常用玫瑰花泡茶饮用，能红润肌肤，改善面色苍白现象。

肝胃气痛

玫瑰花 15 克，用沸水冲泡 10 分钟，代茶饮用。

肝风头痛

玫瑰花 4~5 朵，蚕豆花 5 克，用沸水冲泡 15 分钟，代茶饮用。

血瘀痛经

玫瑰花 15 克，红花 5 克，红糖适量。玫瑰花、红花用沸水冲泡

15 分钟，加红糖调味。

贫血

新鲜玫瑰花 100 克，加清水 500 毫升煎煮 20 分钟，滤渣，继续熬成浓汁，加入 500 克红糖熬成膏状。每次取 1~2 茶匙，温水冲服。

胸胁痛

玫瑰花、香附、川楝子、白芍各等分，水煎取汁，每日 1 剂，分 2 次服。

玫瑰花粥

【材料】玫瑰花 10 克，金银花 10 克，红茶、甘草各 6 克，粳米 100 克，白糖适量。

【做法】先将上药煎汁去渣，加入洗净的粳米，同煮成稀粥，调入白糖即可食用。

【功效】清热解毒、行气止痛。适用于肝郁之失眠、心烦气躁、贫血等。

玫月茶

【材料】玫瑰花、月季花、红茶各 5 克。

【做法】将玫瑰花、月季花、红茶一同放入保温杯中，冲入适量沸水盖上闷 5 分钟饮用。

【功效】行气解郁、活血止痛。适用于肝郁所致痛经、乳腺增生等。

生地滋阴熟地补血

生地滋阴凉血，
熟地养肝补血

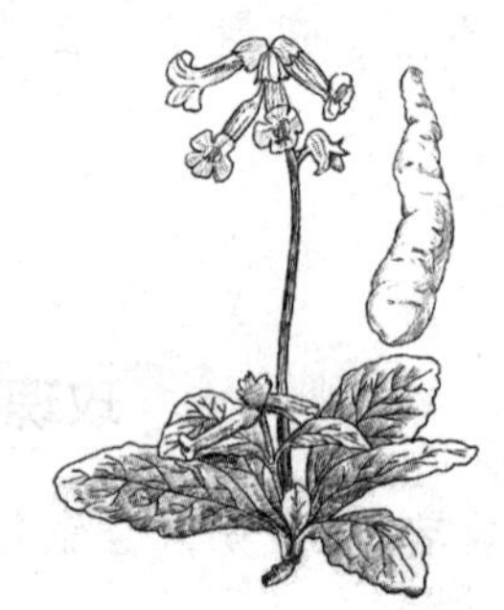

我们看中医开的方子，会发现有生地、熟地等，其实都是地黄，只是加工方法不同，当然其功效也有不同。不过无论生熟，地黄都与“血”有关，或补血、或凉血。

⊙ 生地滋阴凉血

生地就是生地黄，是地黄干燥后的根，具有清热凉血、养阴生津、质润降泄的功效，对热病烦渴、阴虚内热、骨蒸消渴、吐血、月经不调、阴伤便秘、胎动不安等有治疗作用，李时珍曾评价说：“（生地）服之百日面如桃花，三年轻身不老”。著名的“六味地黄丸”主药用的就是生地。

日常上火一类的疾病，也可以用生地来辅助调理。

便秘

生地 10 克，加水 500 毫升，煎煮 30 分钟，滤渣取汁，晾温后加蜂蜜调匀。每日 2 剂，早、晚服用。

嘴唇干裂

麦冬、生地各 10 克，水煎取药汁，滤渣，每日 1 剂。

⊙ 熟地养肝补血

熟地是生地的蒸制品，性微温，味甘，既善补血滋阴，又能补精益髓，主治一切血虚阴亏精少之症。如血虚萎黄、眩晕、心悸、月经不调、崩漏及肾阴不足导致的潮热、盗汗、遗精、消渴等症。熟地黄配伍当归、白芍、川芎就是大名鼎鼎的“四物汤”，常用于治疗血虚症，是治疗女性疾病的常用方。

“四物汤”是名医朱丹溪创制的，有“妇科养血第一方”之称，有补血和血、养肝调经的作用。四物汤的组成很简单，由当归、川芎、白芍和熟地黄四味中药组成，其中当归补血活血、调经止痛，熟地黄滋阴补血、益精填髓，白芍养血柔肝，川芎行气止痛。血虚的女人经常面色萎黄、眩晕心悸、月经不调、痛经，可在医生的指导下服用四物汤，能起到很好的改善作用。

四物汤

熟地黄 10 克，当归 10 克，白芍 10 克，川芎 10 克。用水 600 毫升，煎至 200 毫升，取汁，早晚空腹饮用。

四物汤运用灵活。改变药物的比例，或是增加、减少药物，都能起到不同的调养作用。

活用益母草，让女人跟痛经说再见

益母草能行血养血、凉血止血，对女性痛经、月经不调有治疗作用

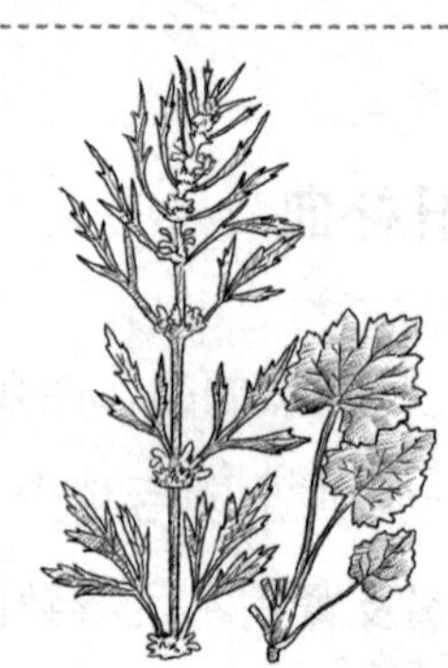

看到“益母草”这个名字，我们就知道它是专为女人而生的，的确如此。

益母草别名茺蔚、坤草，是一种草本植物。茺蔚，有茂盛的意思，因为益母草这种植物虽为草本，却长得很挺拔，特别是野生的益母草，即使长到半人高也不会轻易倒伏。乾为天，代表阳，男性，坤为地，代表阴，指的是女性。《本草纲目》记载：“此草及子皆茺盛密蔚，故名茺蔚，其功宜于妇人及明目益精，故有益母草之称。”可见益母草的来历是跟它的独特功效紧密联系的。

说起益母草的来历，还有一段故事。

很久以前，有一位张氏妇女，丈夫早亡，她身边只有一个孩子。张氏生儿子的时候，留下了瘀血腹痛的毛病，长期疾病缠身，折磨得她面黄肌瘦。儿子长到十二岁时，看到母亲痛苦的样子，

便整天上山打柴换钱为母亲治病，但母亲的病却不见好转。

有一天,外地来了一位郎中,对张氏的儿子说,他有一方可治。儿子说：不论多少钱也要把母亲的病治好。郎中知他拿不出钱，但念他一片孝心，便带领张氏儿子来到山野荒地，指着一种茎方柱形，掌形叶，开淡红色小花的野草说："这种野草煎汤喝，可治好你母亲的瘀血腹痛症。"孩子听后乐不可支，于是，便采了好多这种草抱回家，每天煎汤给母亲喝。不过十日，母亲的病好了大半，又服用了十天，多年的顽疾竟完全治愈。

后来，人们就把这种草命名为"益母草"。

益母草用来治病历史悠久，在一些本草著作中都有益母草治病的记载。《本草汇言》里面就记载说："益母草，行血养血，行血而不伤新血，养血而不滞瘀血，诚为血家之圣药也。"

可见益母草最重要的功效就是活血化瘀。其实这从益母草的性味也能判断出来。益母草性微寒味辛苦，味辛则能散，苦则能降，辛开苦降，自然可以祛瘀生新；其性微寒，寒则能清火而凉血止血。

如果女性经期常常小腹疼得厉害，月经量少，颜色较深并伴有血块，可在月经前适当服用一点益母草或者是含益母草的中成药，化瘀调经的作用是比较明显的。

血瘀痛经

将益母草、山楂各 15 克一同放入锅中，加入适量水，大火煮沸后再煎 20 分钟，去渣，加冰糖调味，代茶饮用。

产后恶露不尽

益母草 60 克，加适量水煎煮，滤渣取汁，每日 1 剂，分 2 次服用。

益母草外用消除瘀痕也有一定的效果。史籍记载，武则天长期注重保养容颜，除了内服延缓衰老的药物外，还天天不忘外涂美容药。她改年号为“长寿”那年，已六十八岁了，可是仍葆有看似颇为年轻的容貌，以致她身边的人都看不出她有什么衰老之处。《新唐书》在写到武则天时说：“太后虽春秋高，善自涂泽，令左右不悟其衰。”可见其保养之好。

武则天长期外涂美容药中，最著名的是“益母草泽面方”。主要成分就是益母草，故称为“近效则天大圣皇后炼益母草留颜方”。

我们日常使用益母草，主要是用来煎水煮粥，或者是煲汤时放一点。想要美容，也不必深究武则天那个方子，除了服用，可以使用益母草护肤品。

益母草粥

【材料】鲜益母草100克（或干品30克），大米50克，红糖适量。

【做法】1.将益母草清洗干净，用中火煎煮取汁。

2.将大米洗净，放入煮好的益母草汁中，用小火煮半小时。

3.待粥变黏稠状时，加入红糖调匀就可以了。

【功效】大米具有补中益气、健脾养胃功效，配合益母草活血化瘀功效更好，月经不调、痛经的女性可经常食用。

当归益母草蛋

【材料】当归10克，益母草30克，鸡蛋3个。

【做法】将当归、益母草、鸡蛋同加清水煮至鸡蛋熟后，去壳再煮片刻，去渣取汁，喝汤吃蛋。

【功效】鸡蛋滋阴养血，益母草活血化瘀。这道汤煲有活血散瘀、养血调经、补益气血的功效，对各种气血不足、血液瘀滞引起的痛经、月经不调、产后恶露不止、功能性子宫出血等有很好的调理作用。经前1~2天开始食用，每日1次，连服5~7天。痛经严重者，也可加入元胡15克。

益母草炖鸡

【材料】母鸡1只，益母草（干）30克，姜、葱、盐、胡椒粉各适量。

【做法】1. 将母鸡处理干净，剁成块，焯水后捞起。

2. 将益母草用布包好，与鸡肉、姜、葱、盐一同放入煲内，加入适量清水，盖好盖，先用大火烧开，再改用小火炖2小时，至鸡肉烂熟时撒上少许胡椒粉即成。

【功效】鸡肉有温中益气、补精添髓、补虚益智的作用，益母草活血。这道汤煲是很好的益气温经佳品，非常适合气血不足、月经不调、痛经的女性食用。

※ 特别提示 ※

益母草微寒，易伤脾胃，所以脾胃不好特别是消化不好、经常拉肚子的人是不宜长期服用的。女性怀孕期间也是不能服用益母草的，因为益母草有行血的功效，很容易引发流产。

阿胶补肝血，女人更娇媚

阿胶能滋阴润燥、补血止血，用于血虚萎黄、眩晕心悸、心烦不眠、肺燥咳嗽等症

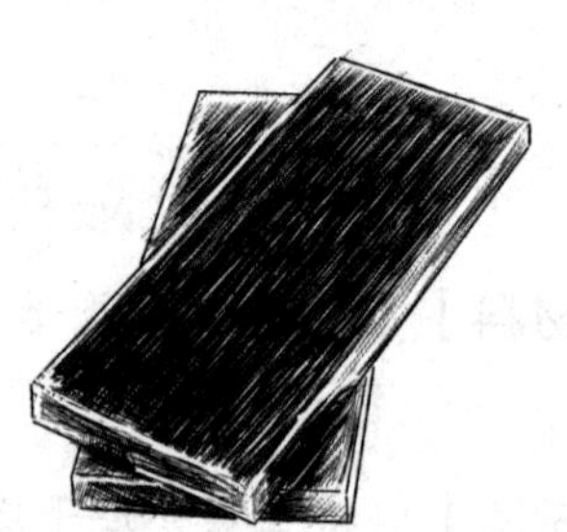

阿胶是由驴的皮熬制而成的，与人参、鹿茸并称为“滋补三宝”，秦汉时期阿胶的功效已被人们认识到。《神农本草经》里面就有记载，并且将其列为上品。《水经注》里面说“岁常煮胶，以贡天府”。《本草纲目》更是称其为“圣药”。

说起阿胶的功效，人们首先想到的就是补血，阿胶确实是女性补血养颜的圣品，能滋阴润燥、补血止血，常用于血虚萎黄、眩晕心悸、心烦不眠、肺燥咳嗽等症。

现代研究也发现，阿胶具有良好的补血作用，对血红蛋白和红细胞增长速度的疗效优于铁剂，可促进人体免疫功能及血液凝固等。肝血不足所致的面色萎黄、头晕乏力、月经不调等都可以用阿胶来调理。

⊙ 阿胶怎么用

很多人买了阿胶不知道怎么服用，其实相比于其他中药，阿胶的用法还是很简单的。

如果是阿胶粉，可以每次取1匙（3～4g）放入杯中，依个人口味，加入热牛奶、豆浆等边加边搅拌，使阿胶粉充分溶化后服用，口感香甜绵软，回味悠久。

如果是阿胶块，可以做成膏服用。方法是：将其砸碎至豆粒大小，倒入瓷碗或微波炉专用器皿中，加冰糖、水（一块阿胶大约加20克冰糖、150毫升水），置于微波炉中，中挡火力10分钟，待冰糖、阿胶全部溶化，取出放凉，溶液成果冻状，放入冰箱保存。每晚临睡前取一勺阿胶冻置杯中，加开水或热牛奶100毫升，搅拌至完全溶解后服下。

无论是粉还是块，都可以煮粥。粥将熟时，加入阿胶约15克，煮至阿胶融化，即可佐餐食用。

以上用法，对贫血、痛经等都有效果。

如果经常失眠，可以取红枣10颗，放入锅中，加入适量水煮熟，再加入捣碎的阿胶6克煮至融化，加红糖调味，睡前服用，效果不错。

由于阿胶滋补养血名气较大，价格也很贵，所以现在有很多假阿胶泛滥。要辨别阿胶的真假需注意三个方面。

1. 看价格

好的阿胶价格一般较贵，全国的定价几乎是一样的。价格过低的阿胶很可能就是假货。

2. 观品相

正品阿胶为长方形或方形块，胶块表面黑褐色，平滑有光泽，断面对光照视呈棕色半透明状，质硬而脆，无油孔、气孔及明显刀纹。取一块拿在手中用力拍在桌上可裂成数块。伪劣品光泽性差，质韧不易破碎，碎块断面无光泽，有腥臭气，灼烧后腥臭味更明显。

3. 闻气味

去除胶片外层包装，用湿热毛巾包 1~2 分钟，打开后，有胶香味是正品。伪品无胶香味，或有腥臭味。而且假货加热熔化后，液面有一层脂肪油，且有一种肉皮汤的味道。

※ 特别提示 ※

购买阿胶要选择陈阿胶，也就是置于阴干处放置三年以上的，这样的阿胶火毒已消尽，不会令人上火。

脾胃功能虚弱者不宜多服阿胶，以免引起消化不良。患有感冒、咳嗽、腹泻等病，有伤口的人，及经期女性也不宜服用阿胶。

香附疏肝理气，闭经、痛经都管用

香附有理气解郁、调经止痛的功效，能够行气止痛、调经

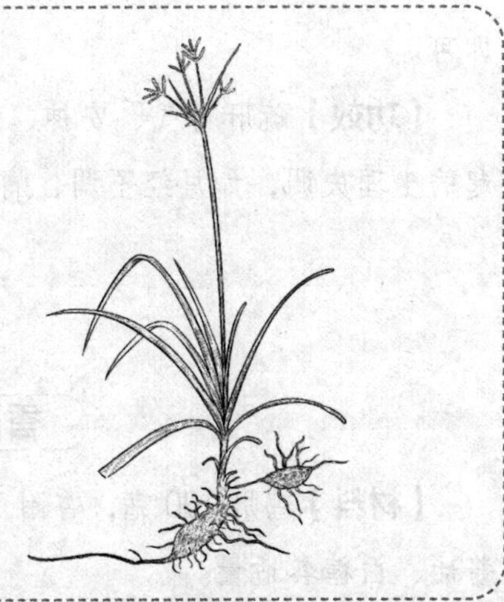

香附性平，味微苦，归肺、肝、脾、胃经，具有理气解郁、调经止痛的功效，能够行气止痛、调经。是中医常用的理气解郁药，用于肝郁气滞，胸、胁、脘腹胀痛，消化不良，月经不调，经闭痛经，寒疝腹痛，乳房胀痛。《汤液本草》中说："香附子，益血中之气药也，方中用治崩漏，是益气而止血也，又能化去凝血。"

香附有时也称作香附子，但与附子不同，附子即中药乌头，有毒。购买使用时须注意。

香附药味不大，所以用来煮粥或炖汤都可以，别有一番滋味。

香附麦片粥

【材料】燕麦片 30 克，香附 10 克。

【做法】1. 香附洗净备用。锅中倒入四杯水，放入香附煮开，再转用中火，熬煮至汤汁剩 3/4 时，滤出汤汁备用。

2. 将麦片放入锅中，再倒入熬好的汤汁煮开，转小火煮至熟烂即可。

【功效】疏肝行气、安神、清热。可用于消除因压力或情绪所引起的生理失调，如月经不调、痛经、胸闷等。

香附鸡肝

【材料】鸡肝 100 克，香附 10 克，洋葱 1 个，萝卜半个，鸡汤、酱油、白糖各适量。

【做法】1. 将香附切碎，用水 2 杯，小火煎至汤剩一半时，留汁备用；鸡肝、洋葱切块，萝卜切片。

2. 锅内先用萝卜垫底，将鸡肝放在萝卜上面，洋葱放最上层，加酒，并放入香附汁、白糖、酱油，加鸡汤适量，先用大火煮开，然后改小火煮烂即可。

【功效】温经行气。适用于肝气郁结所致的胸闷肋痛、月经不调等。

茵陈清热利湿，能退黄疸

茵陈有清热利湿、退黄的功效，主治黄疸、小便不利、湿疮瘙痒等

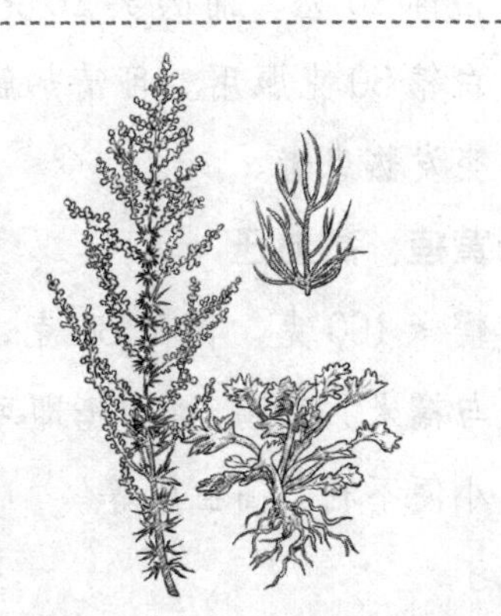

茵陈也叫做茵陈蒿，味苦、辛，性微寒，归脾、胃、肝、胆经，具有清热利湿、退黄的功效。主治黄疸、小便不利、湿疮瘙痒等。

《神农本草经》中记载茵陈“主风湿寒热邪气，热结黄疸”。黄疸是湿热蕴结所致，用茵陈有发散的功效，可以把它散开。因此自古以来，茵陈就几乎成了治疗黄疸的专药，当然，黄疸的类型有很多，使用的时候还得视具体情况与其他中药配伍。

现代药理学研究发现，茵陈有利胆、保护肝功能、解热、抗炎、降血脂、降压等作用，对甲、乙型肝炎和黄疸型肝炎有显著的疗效。

茵陈有绵茵陈与土茵陈之分，二者功用不尽相同。土茵陈气味芳香而浓郁，偏于芳香化湿而退热，绵茵陈偏于清热去湿以退黄，选用时应加以注意。

乙型肝炎

茵陈30克加水煎汤，去渣取汁服用。可清热，退黄，利胆，适用于乙型肝炎，症见尿黄、目黄、肤黄，伴有身疲体乏、食欲不振等。

急性黄疸型肝炎

茵陈10克、蒲公英10克，加水500毫升，煎取400毫升，加白糖30克服用。可清热解毒、利胆退黄，适用于急性黄疸型肝炎发热患者。

黄疸、高血压

糯米100克，茵陈30克，白砂糖20克。茵陈洗净煎取汁液，与糯米共煮粥，加白糖即可。可清热解毒、利湿退黄，适用于黄疸、小便不利、高血压等。

第五章

DIWUZHANG

养肝最有效的八大穴位

经络是人体脏腑之气输注于体表的特殊部位，能反映脏腑的健康状况，反过来，刺激体表经络，也能对脏腑起到调理作用。

对于养肝来说，肝经是首选经络，学会使用这条经络，就能随时随地为自己的肝脏健康加分。

常揉肝经，解肝郁、补肝血、排肝毒

足厥阴之脉，起于大趾丛毛之际，上循足跗上廉，去内踝一寸，上踝八寸……上注肺。是动则病腰痛不可以俛仰，丈夫㿗疝，妇人少腹肿，甚则嗌干，面尘，脱色。

——《黄帝内经·灵枢·经脉篇》

人体的五脏六腑都对应着一条经络，其中与肝相对应的就是足厥阴肝经。

足厥阴肝经循行于人体前面，起于脚大拇指内侧趾甲缘上，终于肋骨缘的期门穴。各种与肝相关的疾病，如肝炎、肝硬化、脂肪肝，及胸胁胀满、口苦、心情抑郁或易怒等症状，都可以通过按摩肝经来调理。

经络与脏腑相连，所以调理位于体表的经络，实际上就是对内在的脏腑起到按摩调理作用。通过合理地按摩肝经，就可以达到疏肝理气、调节情志的目的，从而使肝脏得到良好的保养。

肝经集中在侧胸腹部和大腿的内侧，胸腹部一段可采用按揉的方法刺激，另一手的五指并拢，以中指指腹着力于经络上，顺时针方向由期门穴处沿经络向下揉按。也可将同侧手握空拳，用掌指关节沿着经络揉按。每侧 3~5 分钟。

敲下肢部位时可以采用平坐，一条腿平放在另一条腿上，从大腿跟部一直敲打到脚部。每侧 3~5 分钟。

经常揉按肝经，可疏肝理气，活血化瘀，去肝火，改善面部气色。慢性肝病患者经常做有很好的调理作用。

肝经经气旺在丑时，即凌晨 1~2 点。理论上讲这时调理肝经最好，但此时我们更应熟睡，以顺应自然。所以我们可在肝经的同名经——心包经（心包经和肝经都是厥阴经，属同名经，二者经气相通）当令的戌时（晚上 19 点 ~21 点）揉按肝经。

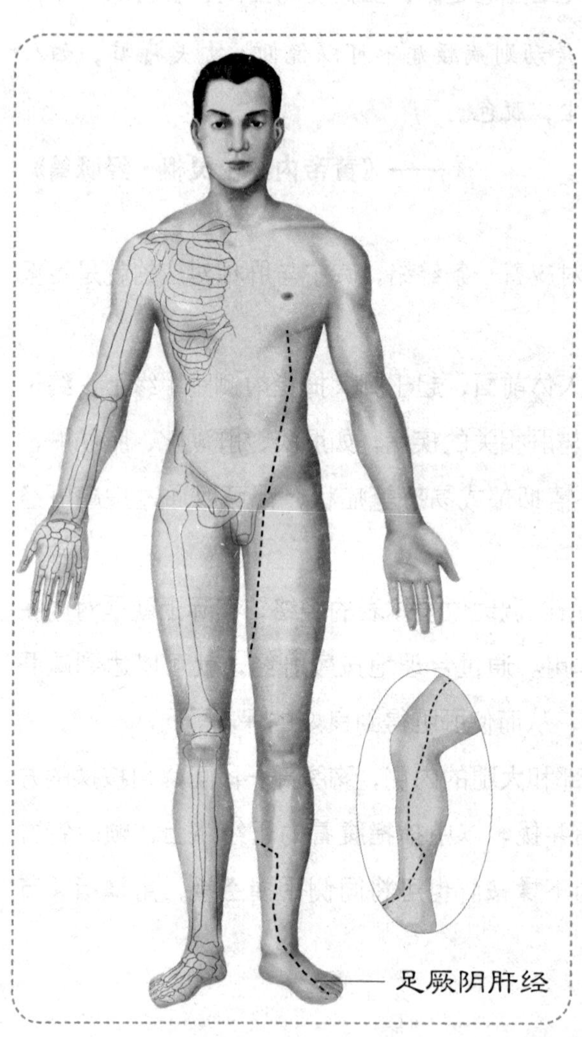

火气大时按按太冲穴

肝出于大敦……注于太冲，太冲行间上二寸陷者之中也，为腧。

——《黄帝内经·灵枢·本输》

我们常用“大动肝火”来形容一个气急之人。而说到肝火，就不得不提“太冲”这个奇妙的穴位了。不管是爱发火还是生闷气，按揉此穴，都能化解你的怒气。

⊙ 按太冲穴能赶走怒气

中医认为，肝为“将军之官”“主谋虑”，主怒。怒指的就是发火，如果怒而不发就是干生闷气。我们现代人的一大特点就是用脑过度，思虑太多，精神负担沉重，心理压力超载。为了生存，我们每天都会有很多的“谋虑”。谋虑积压在肝而没有让胆去决断执行，肝胆的通道便造成了阻塞。由于情志被压抑、肝胆的消化功能、解毒功能都受到严重影响，人体就会百病丛生。例如经常生闷气的女士就容易发生子宫、卵巢和乳房的问题，恐惧和忧虑会造成男子长期的性功能障碍，脾气暴躁的人最容易患高血压、心脏病，精神紧张的人常会得胃与十二指肠溃疡、结肠功能紊乱等。

太冲是肝经的原穴，原穴往往调控着该经的总体气血。人生气之时，肝也会受到影响，太冲这个肝经的原穴便会显现出一些信号，表现为有压痛感，这时按摩太冲穴，可以疏肝气、泄肝火，从而疏解情绪，排解郁闷，让人心平气和，如果按起来很痛，就要把它按到不痛为止。而且太冲穴在足部是胸部反射区，按压同样可疏解心胸的不适感。

太冲穴的具体位置在足背，第1、第2跖骨间，跖骨底结合部前方凹陷中，或触及动脉搏动。用手指沿着足大趾和二趾之间向上推，推到推不动的地方稍微向前一点就是这个穴位。在两个骨头之间，按下去有很强的酸胀或胀痛感。

按摩太冲穴时，如果有压痛感，那说明肝经肯定有问题。如果没

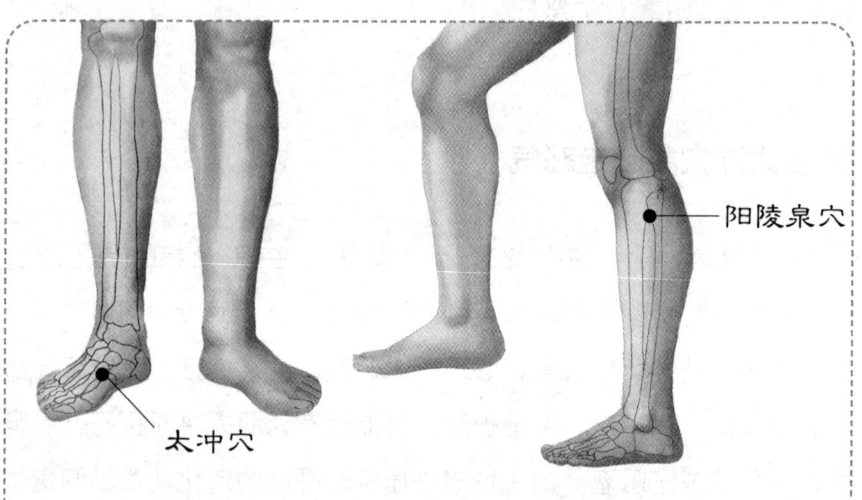

太冲穴

在足背，第1、第2跖骨间，跖骨底结合部前方凹陷中，或触及动脉搏动

阳陵泉穴

在小腿外侧，腓骨小头前下方凹陷处

有也不妨多按揉，因为有时麻木、气血不通等也可能导致没有压痛感。用力应以适度微痛为宜，左右两穴都要按到，每次按摩 3~5 分钟，最好早、中、晚各 1 次。按压后可以喝少量的水，以助代谢。

一般来说，与肝有关的疾病或症状，如头痛头晕、高血压、胁肋疼痛、乳腺增生、月经不调、痛经、目涩眼花等，按摩一段时间，都会得到改善。

如果肝火大，有红肿、刺痛、发炎、痤疮等症状，也可以对太冲穴进行刮痧，效果比按摩更好一些。

先在太冲穴处的皮肤上抹刮痧油，然后用刮痧板的一角从太冲穴处做由后向前的刮拭，直至皮肤出现痧点。

由于太冲穴处皮肤较薄，所以刮痧时手法不要太重，只要出痧就好，不必强求颜色的深浅。

⊙ 肝胆同调，解郁更有效

人们常说“肝胆相照”，肝和胆的很多疾病确实也是相关的，所以调理肝经的同时不妨也按按胆经，可以取阳陵泉穴。在膝盖下外侧旁边有一个高出来的小骨头，往下摸，阳陵泉穴就在这个骨头下缘。

阳陵泉穴是人体胆经的一个重要穴位，对整个胆经都有很好的调理作用。用食指按住，然后像拨动琴弦一样拨动，此处有一根筋，反复拨动几次，小腿就会有麻麻的感觉。每天早、中、晚各 1 次，每次 2~3 分钟，和太冲穴一起按，对解除气郁很有效果。

口苦头痛目赤，就找行间穴

行间足大趾间也，为荥。

——《黄帝内经·灵枢·本输》

行间穴是肝经荥穴，“荥”是指小水成流，在经络学中，有荥穴主身热的说法，即荥穴主要用于清泻各经热证。因情志郁怒、气郁化火、肝阳上亢引起的头痛、面红目赤、心烦易怒、口苦咽干等症状，都可取行间穴将热散出去。

行间穴是肝经上的一个重要穴位，在足第1趾和第2趾趾缝上，趾蹼缘的后方赤白肉际处。用拇指指端按压行间穴5秒钟，压到有酸胀感后，休息5秒钟再按压，一共20下。每天1次。

行间穴和太冲穴都位于足面之上，所以按摩的时候可以从太冲穴往前推按到行间穴。如果有刮痧板的话，可以用板的一角稍微用力往前推刮，会有很明显的酸胀感，推按十几次，以能忍受为度，对清肝泄热是很有效果的。

此外，由情志郁结，肝气失于条达或湿热内郁引起的胸胁痛、胸闷不舒等也能通过按揉此穴得到调理，从而让心情保持平和。

对于女性肝气郁结所致月经过多、闭经、痛经等妇科病，也可进行艾灸。将艾灸条点燃，置于行间穴上方悬灸10分钟左右。每天

1 次。需要注意的是，趾蹼处感觉较为迟钝，故艾灸时要避免烫伤。若灸后局部起水泡，较小的不用处理，会自行吸收，若较大，可用消毒后的针尖刺破，使液体流出，很快就会吸收愈合。

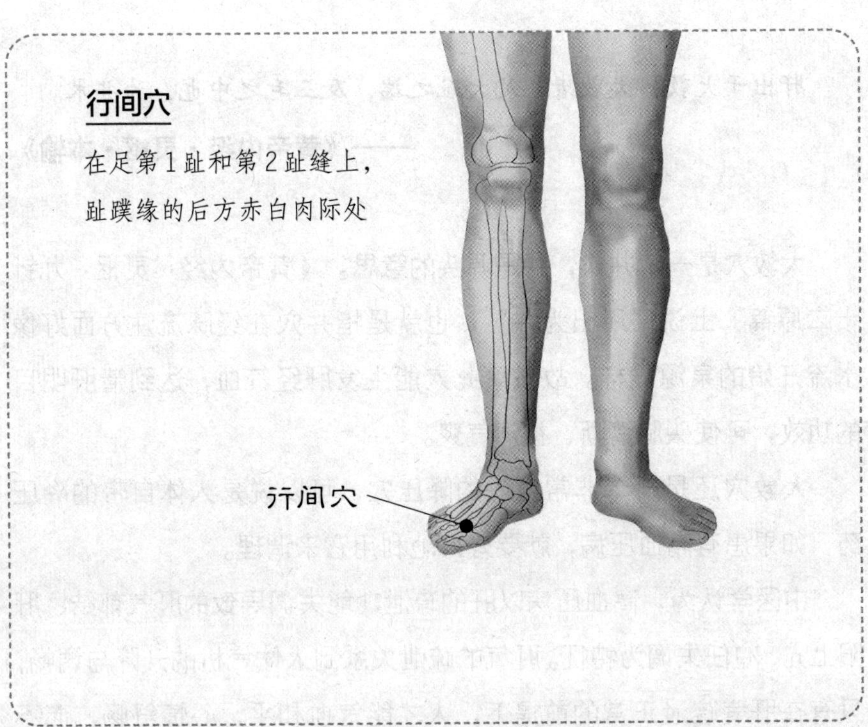

按揉大敦穴，让你保持头脑清醒

肝出于大敦，大敦者，足大趾之端，及三毛之中也，为井木。

——《黄帝内经·灵枢·本输》

大敦穴是一个井穴，井是源头的意思。《黄帝内经·灵枢·九针十二原篇》上说“所出为井”，也就是指井穴在经脉流注方面好像水流开始的泉源一样。故按摩此穴能生发肝经气血，达到清肝明目的功效，可使头脑清晰、神清气爽。

大敦穴还是一个非常有效的降压穴，可以说是人体自带的降压药，如果患有高血压病，就要好好地利用它来调理。

中医学认为，高血压病以肝的疏泄功能失调导致的肝气郁结、肝阳上亢、冲任失调为特征。肝气的疏泄关系到人体气机的升降与调畅，只有在肝气疏泄正常的前提下，人才能气血和平，心情舒畅，而不为病所伤。若有各种精神刺激，尤其急躁易怒引起情志不和，郁怒伤肝，气滞而血行不畅情况时，会导致肝气上逆、血压升高。而刺激大敦穴就可以将这些阳气拉下来，这叫“引血下行”，是中医里面治疗肝阳上亢一个重要的手段。

容易动怒生气的人，也可以揉揉大敦穴，既避免了生气伤肝，还防止了潜在的血压升高的危险。

大敦穴是肝经的第一个穴位，它在大脚趾内侧的趾甲缝旁边。

正坐垂足，屈曲左膝，把左脚抬起放在座椅上，用左手轻轻握住左脚的脚趾，四指在下，拇指在上弯曲，用拇指的指甲尖垂直掐按穴位，有刺痛的感觉。先左后右，两侧穴位每天各掐按二三十下即可。

也可对大敦穴进行艾灸，将艾灸条点燃，置于大敦穴上方悬灸10分钟左右。每天1次。

艾灸大敦穴可以调理肝脏，促进肝经气血畅通，振奋人体阳气，增强自身调整功能，而且对肝气不舒所致抑郁、视力减退、月经不调等都有调理作用。

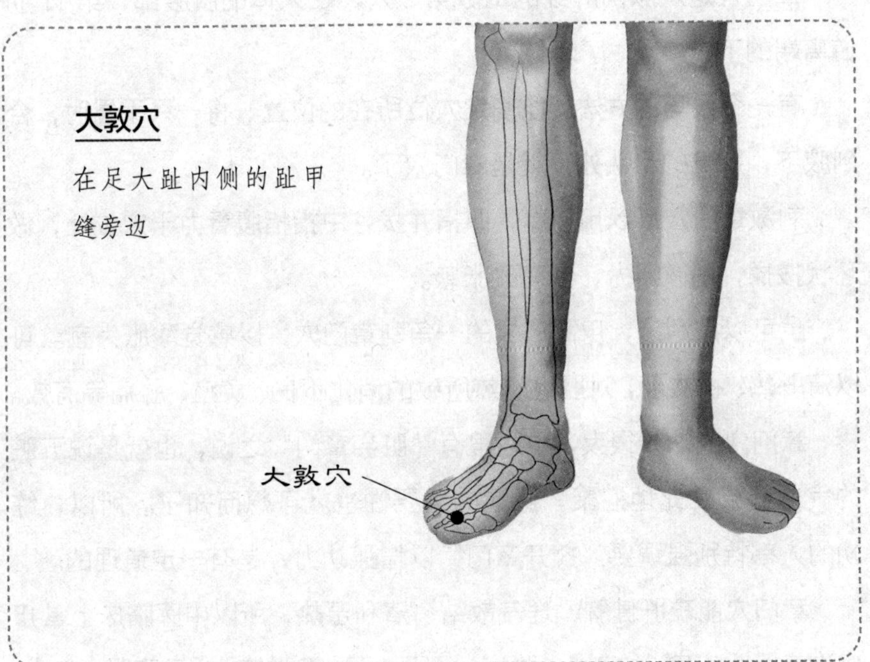

胸闷时揉揉章门穴

肝胆相表里，肝功能不好的人有时还会出现腹胀、消化不良等症状，喝酒过多、宿醉的人，此处不适感会特别明显，这时可以试着按摩一下章门穴。

章门穴是足厥阴肝经的倒数第 2 穴，在人体的胸腹部，第 11 肋游离端的下缘。

有一个很巧的方法就能确定穴位所在的位置：将一只手屈肘，合到腋下，肘尖的尽头处，就是章门穴了。

刺激章门穴可以用按摩，四指并拢，中指指腹着力于穴位处，做环状按揉，稍微用力，会有酸胀感。

也可以用刮痧，用刮痧板的一角刮章门穴，以感觉酸胀为宜。可以清肝热、祛湿邪，对肝经湿热所致的消化不良、黄疸、胁痛等有效。

章门穴的功效很大，中医里有“脏会章门”之说，也就是说五脏的气血都要在此地汇聚，此穴的重要性也就可想而知了。所以，练功的人都特别强调要“打开章门”以增强功力，是有一定道理的。

章门穴能疏肝健脾、理气散结、清利湿热，所以中医临床上常用以治疗肝胆疾患，如黄疸、胁痛、肝胆结石、腹胀等，对于腹胀、痞块、乳汁不通、乳房胀痛等问题，也是可以起到调节治疗作用的。

章门穴虽然是肝经上的穴位，却是脾经的募穴。募穴调节脏腑的功能很好，而脾为中土，主运化，只要脾胃的功能强壮，腹胀不消化的问题自然就解决了。

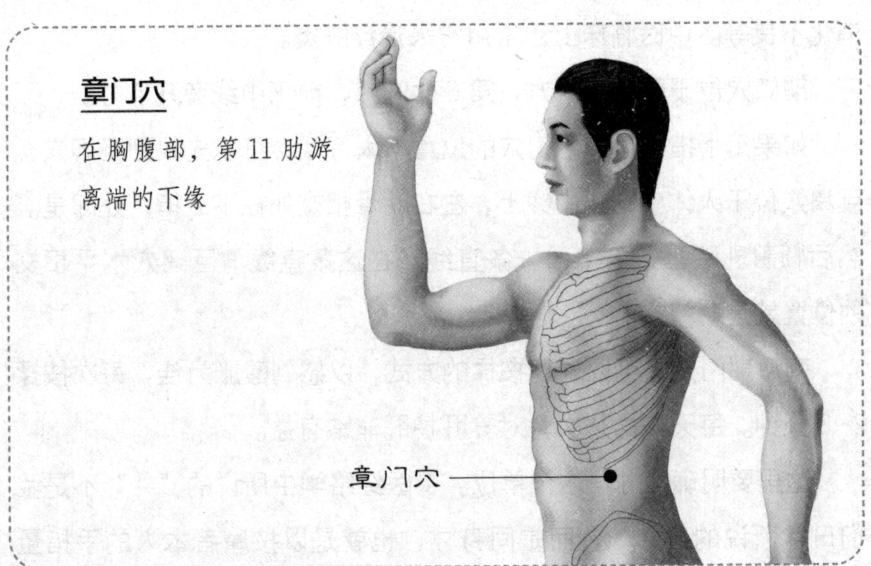

每天揉期门穴，食欲好不腹胀

现代人熬夜几乎成了家常便饭，久而久之就会出现疲劳、没有食欲等症状，其实这是肝脏向你发出“危险信号”了。这时可以试着按摩一下期门穴。

期门穴是肝经的募穴，是脏腑之气汇聚于胸腹部的特定穴位。可用来治疗脏腑方面的疾病。期门穴相当于肝的幕僚，“将军之官”

肝遇到麻烦了，它就会站出来帮着出谋划策、排忧解难。《伤寒论》就认为此穴为疏泄肝胆的首选穴位，对调理肝脏有很好的效果。能疏肝利胆、和胃消食，主治胸胁胀痛、腹胀、呕吐、胃脘痛、黄疸、消化不良等。中医临床上还常用它来治疗肝炎。

期门穴位于乳头正下方，第 6 肋间隙，前正中线旁开 4 寸。

如果用手指来量，期门穴的位置不太好找，可以先找到巨阙穴，巨阙穴位于人体中部正中线上，左右肋骨相交处往下 2 指宽处即是。然后顺着乳头垂直向下画一条直线，在这条直线与巨阙穴水平相交的位置就是期门穴。

刺激期门穴时可以采用按揉的方式，以感到酸胀为佳，每次按揉 2~3 分钟。每天按揉几次，对养肝护肝非常有益。

这里要明确“寸”这个单位。中医经络学中所说的“寸”不是我们日常所说的“寸”，而是同身寸，也就是以按摩者本人的手指量取的宽度。1 寸就是本人拇指指节处的宽度，或者是食指第 2 节的长度；食指和中指并拢第 2 指节的宽度为 1.5 寸，加上无名和小指为 3 寸。

期门穴

在乳头正下方，第 6 肋间隙，前正中线旁开 4 寸

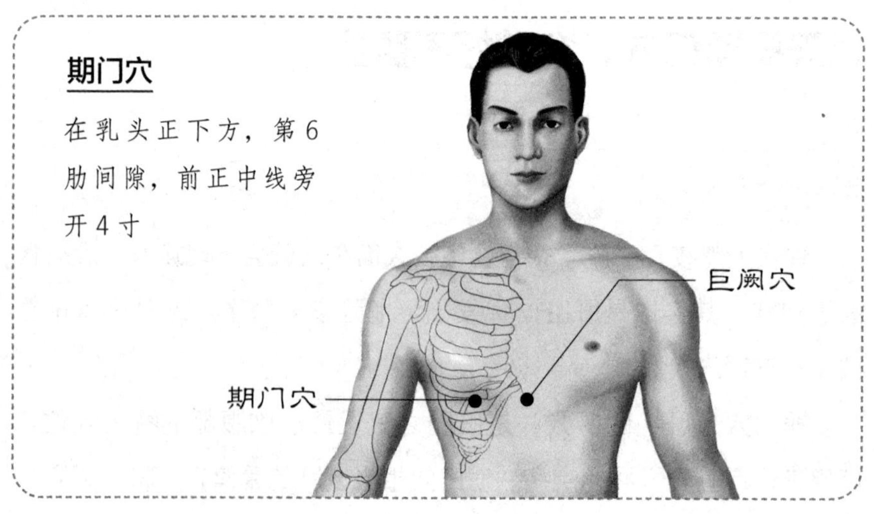

常按肝俞穴，各种肝脏问题都能调治

肝俞穴，顾名思义就是肝的背俞穴。肝俞穴虽然是足太阳膀胱经上的穴位，但它与肝脏相应，所有与肝脏有关的病症都在它的主治范围以内，与肝脏有关的其他问题如情绪问题、眼睛问题，也可以通过它来调理。经常刺激肝俞穴，可以治疗肝郁气滞引起的胁肋疼痛、目胀、头晕、胸部懑闷、爱叹息、女性乳房胀痛、月经不调、痛经等问题。

肝俞穴位于背部脊椎旁，第 9 胸椎棘突下，旁开 1.5 寸。

取穴时需要患者俯卧，找到第 9 胸椎，左右 2 指（食指和中指并拢）宽处，左右各 1 个。（两肩胛骨下缘的水平连线与脊椎相交的椎体为第 7 胸椎，往下数 2 个椎体即第 9 胸椎）

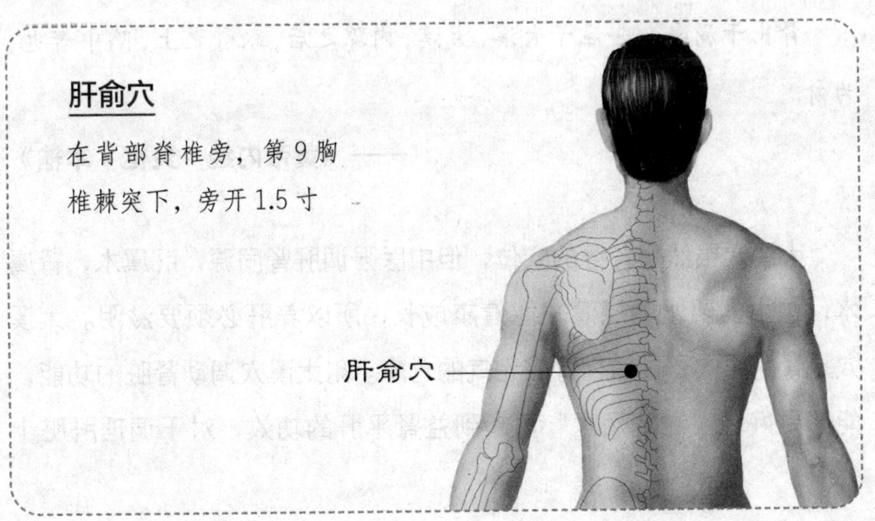

肝俞穴不仅有疏肝利胆、理气明目、通络利咽等功能，还可以散发肝脏之热，对胃脘痛、腹痛、腹泻、中风、脊背疼痛等症有很好的疗效。

肝俞穴虽然功效大，但利用它治疗疾病是有局限性的，因为它在背部，按摩时需要他人帮忙。在这里教给大家一个好方法：利用按摩锤敲击肝俞穴。找到穴位后，自己取坐位或站位都可以，手持按摩锤轻轻敲击该穴，不但能刺激到穴位，还能活动肩胛骨和手腕。特别适合经常伏案工作者放松之用。后背的穴位众多，也没什么禁忌，所以也不用担心敲的部位不准确。

点按太溪穴，肝肾同治让身体强壮

肾出于涌泉……注于太溪，太溪，内踝之后，跟骨之上，陷中者也，为俞。

——《黄帝内经·灵枢·本输》

太溪穴虽然是肾经的穴位，但中医强调肝肾同源，肝属木，肾属水，树木需要水的浇灌才能健康成长，所以养肝必须要滋阴。太溪穴是肾的原穴，是储存肾脏元气的仓库。用太溪穴调动肾脏的功能，能够更好地“滋水涵木”，起到益肾平肝的功效，对于调理肝脏十分重要。

太溪穴在脚内踝后缘的凹陷当中。揉太溪穴时，用拇指和食指相对捏揉，可以同时刺激对侧的昆仑穴。按揉 3~5 分钟，如果揉起来很痛，就要坚持按揉，直到把它揉得不痛，不痛的则要把它揉痛。

太溪穴是肾经的原穴，原穴能够激发、调动身体的原动力，但调动起来后一定要把它储藏起来，即储藏到涌泉穴。所以把这个穴位揉通了，就相当于把肾经的气血引到脚底的涌泉穴储存起来了。

有人经常足跟痛，去检查，骨头也没有问题，这种情况多半就是肝肾不足，多揉太溪穴，就能起到调理作用。还有很多女性朋友来月经的时候肚子痛，也是肝肾不足的表现，这时揉太溪穴也很管用。

此外，各种肾病问题，如肾结石、肾炎等，坚持揉太溪穴，都会收到意想不到的效果。

太溪穴不仅能治病，也是养生保健要穴，即使没有上述病症，每天晚上泡脚之后按揉一会儿，不仅能激发肾气，还能缓解一天的疲劳，改善腿部疲劳、酸痛的现象。

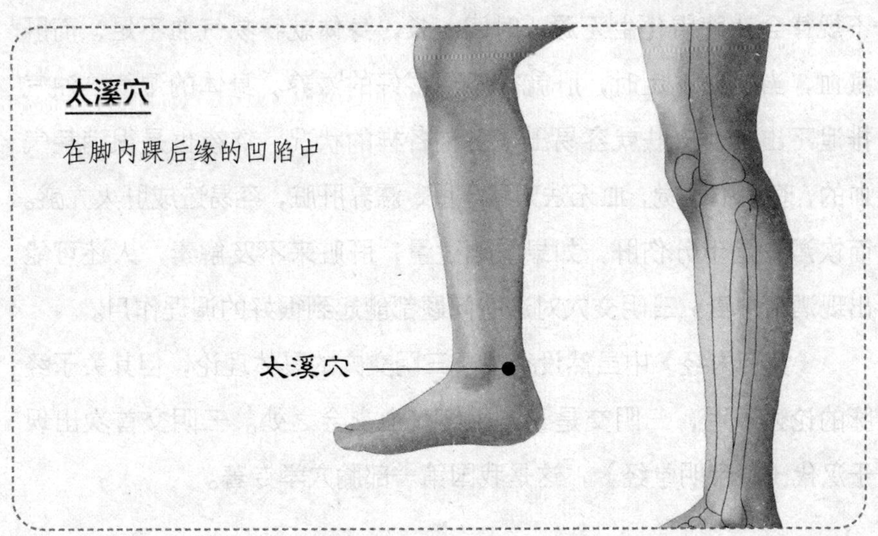

刺激三阴交穴，女性问题全解决

三阴交穴，就是足部的三条阴经的交会穴，是人体一个比较特殊的穴位，因为人体的阴经和阳经本来是各自循行的，平行分布于手足部位，但三条阴经即脾经、肝经、肾经却在脚踝处有了一个交叉点，就是三阴交穴。所以三阴交穴对于肝、肾、脾三条经脉的气血调节有突出的作用。

脾统血液，肝藏血行气，而肾藏精，虽然三阴交穴是脾经上的穴位，但因其与其他两条经脉的特殊关系，所以按揉三阴交穴不但能够健脾胃，还可活肝血、益肾。

现代人熬夜、饮酒、节食的不良习惯，是很伤肝、伤脾的。饮食不规律会让脾胃化生无源，时间一长，身体就容易气血不足，而肝藏血，当气血不足时，肝就得不到很好的滋养。身体的湿气、浊气排泄不出去，皮肤就容易出现各种各样的状况。熬夜也是很消耗气血的，晚上不睡觉，血无法归藏于肝、濡养肝脏，容易造成肝火亢盛。而饮酒更是十分伤肝，如果饮酒过量，肝脏来不及解毒，人还可能出现酒精中毒。三阴交穴对这些问题都能起到很好的调理作用。

《黄帝内经》中虽然没有关于三阴交穴的具体理论，但其关于经脉的论述表明，三阴交是三条阴经气血交会之处。三阴交首次出现于汉代《黄帝明堂经》，这是我国第一部腧穴学专著。

三阴交穴位于内踝尖上 3 寸，从内踝尖直上量取 4 横指，胫骨内侧面后缘处即是。

按摩时盘腿端坐，用一只手的四个手指抓握住足外踝，大拇指屈曲垂直按在三阴交穴上，拇指有节奏地左旋 15 次，再右旋 15 次，另一侧手法相同，以感觉有酸麻胀感为宜。

三阴交穴是个比较敏感的穴位，一般用手按摩能够很快感觉到。当身体有气血不通的情况时，按揉三阴交穴往往会感觉到疼痛，这时按揉的力度可小一点，时间稍稍延长，坚持一段时间，就能够打通经络，畅通气血。

三阴交穴调血作用明显，所以也是女性保健的重要穴位。经常痛

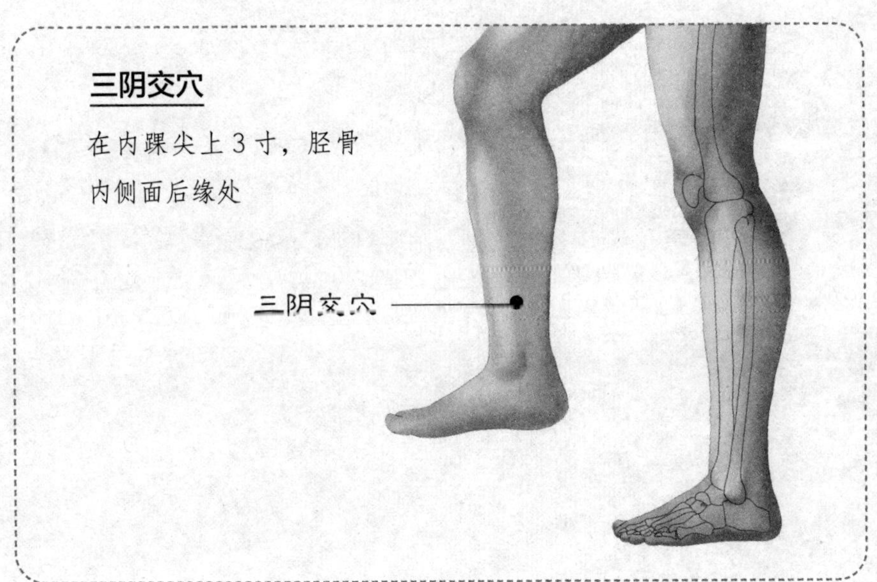

经、脸色不好、贫血的女性要特别调理这个穴位。一般来说艾灸效果更好。持点燃的艾条，对准穴位进行艾灸，每天 5~10 分钟，能缓解由寒凝血瘀所致的痛经、关节疼痛、头痛、面色暗黑、手脚冰凉、皮肤长斑等问题。

第六章

DILIUZHANG

动起来，让肝脏保持年轻态

《黄帝内经》上说："肝主筋"，运动可以舒筋活络，保养肝脏，运动还能增强体质和排毒，提高免疫力与抗病能力，减少肝脏的解毒负担。

动则升阳，运动能激发身体阳气，而阳气则是健康之本。一些生活中不经意的小运动、小动作就能起到养肝护肝、增强肝功能的作用，让肝脏保持年轻态。

每日三梳头，调出好气血

梳头是我们每天必做的事情之一，但是梳头可不仅仅是能塑造一个好的发型这么简单，这其中还隐藏着养生的智慧。

⊙ 梳头能调通经络气血

中医认为，头是“诸阳之首”，《黄帝内经·素问·脉要精微论》中说：“诸阳之神气皆上会于头，诸髓之精气皆上聚于脑，头为精明之府。”人体的十二条经脉、几十处穴位均循行或汇聚于头部，梳头就是梳经络。故古人有云：“日梳五百不嫌多”，可见梳头对人体健康是大有裨益的。

梳头对养肝尤其有益，因为足厥阴肝经循行向上与督脉会与巅顶，又通过督脉影响于头。若肝失疏泄，经脉失和，即可致头痛发作。近代名医张锡纯说：“肝肾充足则自脊上达之，督脉必然流通，督脉者又脑髓神经之所。”很多时候，我们出现头痛，都是因肝郁羸弱引起的，每天梳梳头，可起到行气化瘀、疏肝解郁、防治头痛的作用。

肝藏血，发为血之余。每天勤梳头，可以百脉调顺，气血畅利，阳气通达，具有疏通经络、解郁平肝、清心宁神等功效。女性尤其应该勤梳头，不仅可滋养秀发，还可养肝美颜。

⊙ 梳头保健的方法

作为保健的梳头，是要有一点讲究的。梳头最好选用牛角梳或木梳，梳齿稍稀，切忌太密或太尖，以免伤害头皮。每日早、中、晚三梳头，每次 100 下，力度适中，保持匀速，前后左右，顺梳逆梳，都要梳到，梳到整个头部血脉完全畅通。

头发易断者，可以用手指梳头。把指甲剪短，用手指的指腹每日早、午、晚三梳头，每次 100 下。梳头时双手十指自然分开并弯曲，由前向后、由中央向两侧，反复用指腹梳头，边梳边用指腹揉搓头皮。

经常梳理头发，能疏通经络，活血化瘀，改善头发及颅内营养。所以用脑过度感觉疲倦时，梳头数分钟，则会感到轻松舒适，起到耳聪目明、醒脑提神的作用。

对于头发稀疏的人来说，坚持梳头也会收到意想不到的效果，因为通过对头皮的刺激，会促进头发的新生。

⊙ 春季梳头解肝郁

一年之中，春季是阳气升发的季节，人体也顺应自然，体内的阳气向上向外升发，表现为代谢旺盛，生长迅速，毛孔舒展。所以春季更要注重梳头来顺应肝气的生发。《养生论》里面就说："春三月，每朝梳头一二百下。"对于气郁，经常闷闷不乐的人来说，梳头也是非常有效的解郁方式。

勤做“嘘”字功，肝气不拥堵

“嘘”字功是补气六字诀中的一种功法，常练“嘘”字功对养肝疏肝气是很有好处的。

1. 补肝气，养肝脏。“嘘”字功的口型为上下唇微合，产生横向紧绷的感觉，舌尖向前并向内微缩，上下齿有微小细缝。中医认为，“嘘”字功对应肝脏，长期练习，有利于排出肝脏内的毒气，从而保证体内气血充盈，泻肝火的同时补肝气，补元气的同时也养肝脏。

2. 泻肝火。练“嘘”字功还可以泻肝火，从而改善肝火旺引起的失眠、脸上长痘、脾气暴躁等不适。

3. 调理月经。冲任二脉与足厥阴肝经相通，隶属于肝。经常练习“嘘”字功，则可使任脉通利、太冲充盛，从而调治生殖系统以及女子月经方面的问题。

4. 解肝郁。肝属木，主疏泄，喜条达而恶抑郁，喜升发而恶阻滞。常练“嘘”字功有利于舒展胸腹，起到调理肝脏、舒展郁结之功。

“嘘”字功练习方法如下：

1. 自然站立，两脚自然分开与肩同宽，两膝微屈，头正直，含胸收腹，腰背挺直，手臂自然下垂，双肘微屈，两手掌轻轻地靠在大腿外侧，全身放松，两眼直视前方。年老体弱者或因病不能立者可改为端坐。

2. 腹式呼吸：呼气时收腹、提肛，重心后移，脚跟着力，足趾轻微点地；吸气时两唇轻轻合上，舌头抵住上颚，腹部隆起。

3. 调整呼吸，两手缓缓上提，经腰上肩，过头顶，两手重叠，轻压头部后面，头慢慢右转，并向右上方微微仰起，上半身也向右微微侧转，同时用力呼气，发出“嘘”字音。

经常拉筋，筋舒则气顺

《黄帝内经》中说：“肝主筋”，肝与筋是相辅相成的关系，肝的气血充盛，筋膜得肝血滋养，则筋力强健，运动灵活。反过来，筋膜强健、气血通达，亦可使肝气舒畅调达。所以，平时我们可以做一些简单的拉筋操，既活络筋骨，又能养肝护肝。

不过要注意的是，拉筋的运动力度稍微偏大，所以患有高血压、心脏病、骨质疏松症以及长期体弱多病者，想要练习拉筋操，需先向医生咨询，以免拉伤肌腱或引发其他不适。

下面介绍几种简单的拉筋动作。

一、横位拉筋

这个动作比较简单，穿着宽松的衣裤，将大腿尽量劈开，也就是拉腿上的大筋。中医上讲男性生殖器称为“宗筋”，即是诸筋汇聚之意，所以改善“筋”的供血，就是从源头来解决肝的问题，同时也解决生殖的问题。

这个动作有两种做法：一是仰卧在床上，双脚朝上，臀部和两条腿都贴在墙上，双脚尽量分开，如同英文字母V；二是平躺在床上或地上，两腿尽量向两边水平展开拉10分钟，这一式需有人帮助拉开腿。

练V式刚开始两腿的夹角不能分得很大，两腿内侧会非常酸痛、非常紧张，还会感觉到足底的脉搏噔噔地跳动，尽量坚持到5分钟，以后两腿夹角可逐渐加大，尽可能坚持15分钟以上，每天早晚各练习3次。

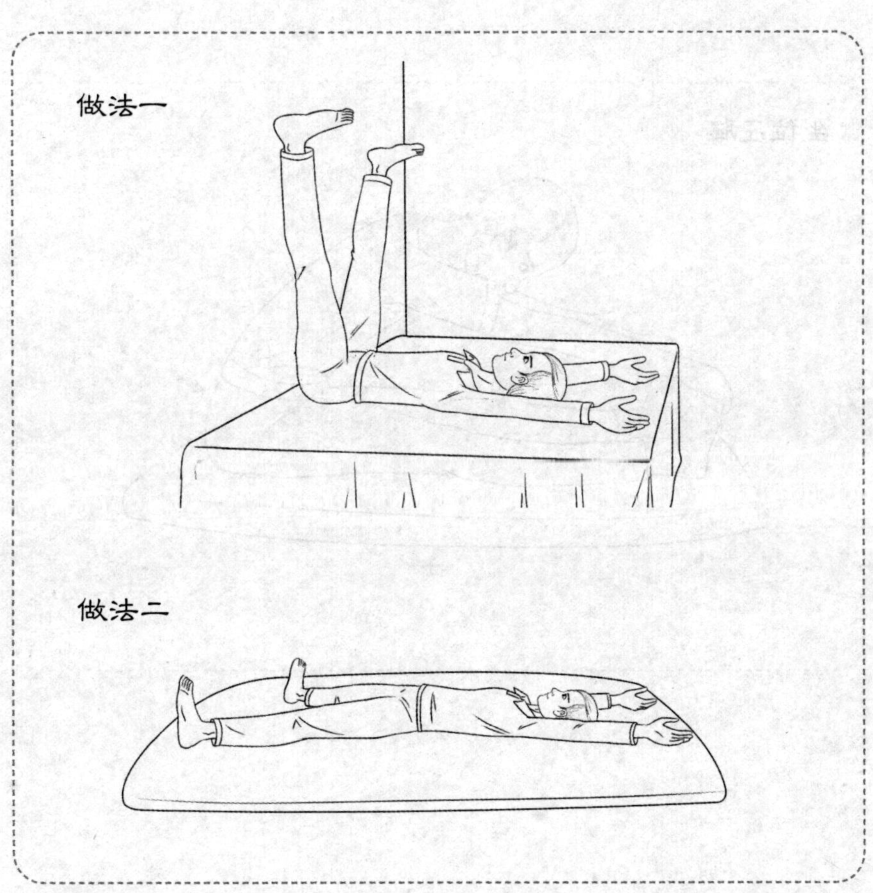

二、坐位压腿

这个练习可以坐在床上或地毯上做。先把双腿伸直并在一起，脚尖回勾，双手抓着脚趾，身体慢慢向下压；然后把双腿打开向下压。

刚练习时，不要总想着身体能快点压下去，追求身体贴着腿的感觉，这样用的是蛮力。能不能压下去不是主要的，关键在于过程，只要腿后的大筋有拉伸感就可以了。这感觉不要太强，否则容易拉伤韧带。这个动作能直接锻炼到肝肾二经。

坐位压腿

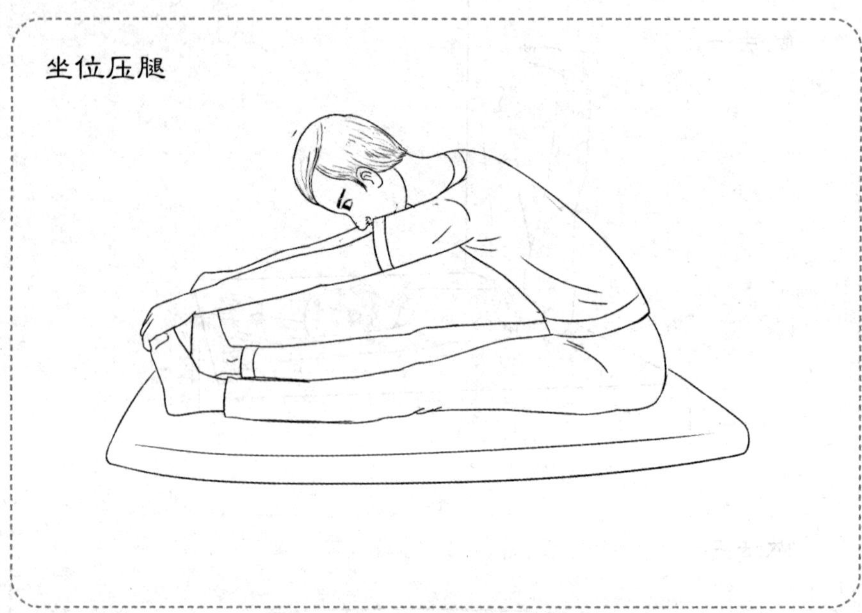

早晚散散步，肝病不来找

夜卧早起，广步于庭，被发缓形，以使志生。

——《黄帝内经·素问·四气调神大论》

在诸多运动中，散步无疑是最简单的一种养生方式。早在《黄帝内经》中就提到了散步养生的益处："夜卧早起，广步于庭，被发缓形，以使志生"，意思就是说，早晨起床后穿上宽松的衣服，到庭院里走一走，以使人的阳气顺应天地，向上生长。当然，这说的是春季养生的法则，其实，无论哪个季节，散步都是很好的养生方式。药王孙思邈也提倡每天"行三里二里，及三百二百步为佳……令人能饮食无百病"。孙思邈活到了101岁，是真正的"无疾而终"。

散步看似是运动，实际上是在帮助身体通经活络，增强各器官的功能，俗话说："饭后百步走，能活九十九。"其实就是饭后散步有利于食物的消化吸收。中医认为，脾胃是气血生化之源。人的消化功能强盛，对饮食水谷精微的利用率就高，气血化生有源，对养肝血是十分有益的。

散步还有一个功能，就是减缓压力、放松心情。肝主情志，肝藏血、主疏泄的功能是否正常会影响情志，而情志又会反过来影响肝脏功能。散步能使人处于一种良好的精神状态，从而增强肝脏功能。

不过，要想达到散步养生的目的，可不是随便走走那么简单，需遵循以下几点：

1. 全身放松，全心投入：散步前，要调整好心情，将与散步无关的事情抛之脑后，全身心投入，同时要放松身体，呼吸均匀。

2. 缓步慢行：以每分钟70步左右的速度缓缓行走，能使人精神放松，情绪稳定，还有助于健脾胃、助消化。

3. 睡前散步：《柴岩隐书》中说："每夜欲睡时，绕室行步，始就枕。"意思是说，睡前散步有助于睡眠。睡前散步宜安排在睡前1个小时，散步的时间以20分钟左右为宜。如果散步后立即就睡，精神还处于振奋状态，是难以睡好的。

此外，要根据气候、季节调整散步的时间和地点。夏季气温较高，可在比较凉爽的清晨或傍晚去公园、在小区里散步。冬季气温较低，如果阳光明媚，可在午饭结束后15分钟，到户外走一走；天气不好时，或其他时间，在室内走动走动就可以了。

每天慢跑半小时，帮肝脏排毒

慢跑是一种简单的运动方式，每天坚持慢跑 30 分钟左右，能有效改善身体状态，锻炼肌肉，燃烧脂肪，提高身体免疫力，对于提升肝功能，促进机体排毒也有很好的作用。

⊙ 慢跑能减轻压力，增强脏腑功能

规律和不间断的慢跑能增强肌肉与肌耐力。《黄帝内经》中说“肝为罢极之本”，罢极即指耐受疲劳之意。人的运动能力属于筋，又称筋力。常慢跑能增强人体的耐受能力，对养肝有益。

适当的慢跑能让身心放松，有助于减轻压力，保持良好的身心状态。而肝主情志，所以良好的情绪能让肝气舒畅。

⊙ 慢跑甩掉脂肪肝

慢跑是一种温和的消耗能量的方式，对于患有脂肪肝的人来说，最为适宜。每天坚持慢跑，每次持续 20~30 分钟，坚持一段时间，脂肪肝就能得到很好的控制，并逐步向好的方面发展。

患有脂肪肝的人都有些胖，所以开始跑步时总不免气喘吁吁，可以适当放慢速度，一般 3 天后跑完 20~30 分钟就不再困难了，之后

可根据情况适当提高速度或加长距离。

慢跑能吸入更多的氧气，血液循环加快，代谢也相应加快，一定程度上也缓解了肝脏的排毒压力。

适度的慢跑能释放内咖肽，令人振奋、心情愉悦，这对肝来说也是一种很好的保养。

⊙ 慢跑的方法

慢跑前需要做好热身运动，做做伸展运动，动动脚踝，以防肌肉拉伤和关节损伤。

慢跑时双手抱拳，提到腰间，自由前后摆动，上体放松，全身重心下移，常速保持在稍快于步行，两腿弯曲，以踩脚落地有声为准，并加意念把不平衡物质排掉。呼吸要均匀，两步或三步一呼一吸，以较为缓慢的速度跑动。

清晨太阳刚刚升起，空气最清新，这时进行慢跑最佳。太早空气质量差，且人刚睡醒，血液浓度高，容易诱发心脑血管疾病。晚上时空气质量不佳，也不宜跑步。

⊙ 慢跑的注意事项

1. 第一次慢跑时，时间不宜过长，30 分钟就够了，再每周增加 5~10 分钟，至多控制在 1 小时内。

2. 运动会出汗，消耗体内的水分，从而影响肝脏血液的供应，所以运动前 1 小时应适量喝水。

3. 如果在慢跑时出现明显头昏、眼花、胸痛等不适，要暂停锻炼。有呼吸道感染或合并心衰的，不宜慢跑。

唾液巧吞咽，生津养肝阴

古人养生有一个很有趣的理论，就是重视吞津液，也就是要把津液吞下去，不要随便吐掉。津液也就是我们常说的唾液，古人也称“金津”“玉液”。这听起来是有些奇怪，唾液有什么用呢？实际上，唾液的作用还真是不容小视。

《黄帝内经》中说：“五脏化五液，心为汗，肺为涕，肝为泪，脾为涎，肾为唾，是为五液。”认为唾液是脾、肾所化，含有很多有益于人体健康长寿的物质。具体到养肝来讲，至少有两点是值得注意的。

一是能化生血液，濡养肝脏。津液是化生血液的基本成分之一，津液能渗入血脉之中，作为血液的一部分进入肝脏，肝为刚脏，喜柔润，必须依赖阴血的滋养方能发挥作用。

二是调节阴阳。津液是热量的载体，在人体各处游走，受外界温度的变化而出入人体（比如出汗，就是津液外泄），因此津液对人体的阴阳平衡起着调节作用，肝阴是否正常，就与津液的盛衰有着密切的关系。

其实，除了肝，津液对五脏六腑都有着濡润作用，正如明代医学家龚居中在《红炉点雪》中所说：“津既咽下，在心化血，在肝明目，在脾养神，在肺助气，在肾生津，自然百骸调畅，诸病不生。”

现代研究发现，唾液还有如下作用：

• 清洁牙齿，维持口腔的健康与清洁。

• 促进消化，预防牙龈、口腔及咽喉发炎。

• 促进细胞修复，缩短伤口愈合的时间，消除对人体有害的自由基。

• 刺激人体的造血功能，助肝藏血。

• 预防癌症，延缓衰老。

更重要的是，我们每个人平均每天分泌的唾液有1000~1500毫升，将唾液吞下，也是保持体液的一种极好的方法。

传统的吞津，是要配合叩齿进行的。具体方法如下：

1. 早上起床，放松全身，摒除杂念，闭目，口唇微闭，然后使上下牙有节奏地相互叩击，铿锵有声，叩击36次。

2. 然后舌头围绕口腔上下左右搅动36次。

3. 而后用舌尖顶住上颚部1~2分钟，促使腮腺、舌下腺分泌唾液，待口中唾液满时，鼓起腮帮含漱数次，再分3次徐徐咽下。

睛要常转，目灵则肝健

在当今快节奏的生活中，眼睛每天都要主动和被动地接受各种信息，手机、电脑的使用更是让眼睛整日处于疲劳的边缘。

《黄帝内经》中说“肝开窍于目”，眼睛是肝脏的“晴雨表”，肝好则目灵，同时，肝的经脉上联目系，所以眼睛明亮灵活则有助于肝的保养，眼睛使用过度，则会损耗肝血。想要肝好，就要注意养护好眼睛这个肝的窗口。

下面介绍两种养护眼睛、保养肝血的小动作。

转眼操

闭目，眼球从右到左、再从左到右各转5次，然后突然睁眼，平静端立或坐定，眼睛凝视正下方，缓慢转至左方，再转至凝视正上方，至右方，最后回到凝视正下方，这样，先顺时针转6圈。再让眼睛由凝视下方，转至右方，至上方，至左方，再回到下方，这样，再逆时针方向转6圈。总共做4次。

熨眼保健操

闭上双眼，然后快速相互摩擦两掌，使之生热，趁热用双手捂住双眼，热散后两手猛然拿开，两眼也同时用力一睁。反复3~5次。

两个太极动作，让你肝气顺心情好

太极拳是把我国传统的拳术、导引术和吐纳术三者结合起来成为治病强身、增强体质、延年益寿的一种运动。太极拳姿势优美，动作柔和，是练气、练身、练脑且高度和谐的身心整体运动，是在大脑的控制下，形体、呼吸、意识三者密切配合的运动。中医上讲“阴平阳秘，精神乃治”，打太极拳无疑是调整阴阳的最好方法。

太极拳对于养肝的作用主要体现在三个方面。

一是疏通经络，调畅气机

太极拳全身性轻慢松柔的适当运动，可使人周身暖意融融，再加上腰部旋转、四肢屈伸等缠绕动作，能对全身的穴位、经络产生不同的牵拉、拧挤和压摩，从而加大经络传导速度和强度，起到疏通经络以及调理脏腑气机的作用。

二是增强肝肾功能

打太极拳时，要“刻刻留心在腰际”，因为人体的肝肾恰好位于腰部。练习太极拳时通过意志导引，注意力集中于腰部，再通过腰部动作的扭转，可使腰部气血得以循环畅通，使肾气得到不断充养，从而改善腰部无力的状况，起到补肝肾的功效。

三是促进新陈代谢

身体的新陈代谢无时无刻不在进行，代谢的顺畅与否与健康息息相关，坚持打太极拳，对降低血液的胆固醇含量，预防和治疗脂肪肝等有着良好的作用。打太极拳属于全身运动，会牵动各组织肌肉、关节，再加上有节律的呼吸，特别是横膈的运动，能加强肝脏的血液及淋巴循环，从而有助于排出肝毒。

太极拳的招式有很多，这里介绍一组对保养肝特别有益的动作。

1. 面朝东方，自然站立，两脚分开与肩同宽，两膝略微弯曲，收紧小腹，两手臂自然下垂。

2. 两手臂慢慢地从身体两侧抬起，然后环抱于胸前，然后左右转动腰部。

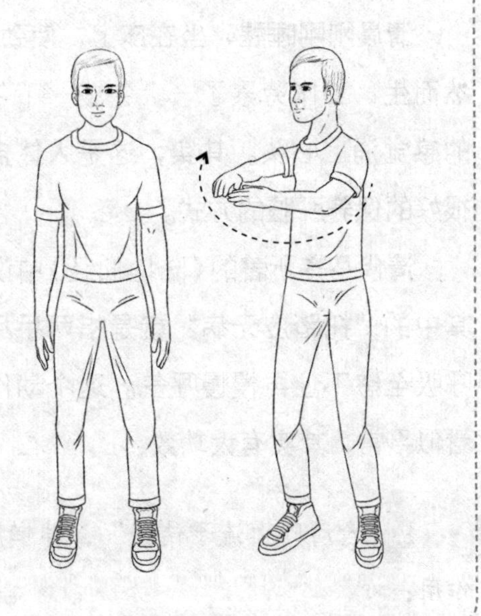

转动腰部明显可以促进气血循行，并对五脏起到按摩作用，从而改善脏腑功能。中医认为，“腰为肾之府”，转动腰部在很大程度上就是为了增强肾的生理功能。肾与肝紧密关联，五行中肾属水，肝属木，肾水对肝木具有涵养之功，故补肾的同时也有助于养肝护肝，改善肝脏不适，疏通肝气郁结，让人拥有好心情。

在整个过程中要将自己想象成自然界的青草绿树，与大自然融为一体，如果做不到那就什么都不要想，保持自然匀整的呼吸即可。

伸懒腰，激发肝脏功能

清晨刚刚睡醒，坐在床上，使劲伸一伸懒腰，神清气爽的感觉油然而生；工作劳累了一上午或一下午，站起身伸伸懒腰，身心舒畅的感觉涌上心头。其实，这是人体自我保健的一种条件反射，也是很好的保养肝脏的方式。

清代马齐所著的《陆地仙经》中说："托踏应无病，三眠魂自安。"其中的"托踏应无病"就是指两手尽量上托、两脚使劲踏地，屏住呼吸至憋不住再慢慢呼气。这个动作就相当于使劲伸懒腰。伸懒腰看似平常，其实有大功效：

1."人动则血流于诸经"，伸懒腰能起到行气活血、通畅经络的作用；

2.提神醒脑，消除疲劳，激发身体活力；

3.锻炼腰部肌肉，防止腰肌劳损；

4.及时纠正脊柱过度向前弯曲，有助于保持健美体形；

5.增强心脏血流量，加强血液循环等。

《黄帝内经》中认为，伸懒腰是胃气不足引起的。其实，伸懒腰时两臂向上举起，掌根外撑时，人体的五脏六腑及三焦气机都得到了舒展，不仅缓解了胃气，还能拉伸肝经，起到疏肝气、降肺气的功效。

经过一夜的睡眠或身体感到疲乏时，气血流动减慢，总会感觉浑身没力气，这时伸伸懒腰可使四肢舒展、腰腹展开，肌肉得以锻炼，有利于加强血液循环、舒展经络关节、振奋精神，并能促进和激发肝脏机能。

长时间坐着工作的时候，抽空伸伸懒腰，有利于扩张颈部血管，顺利地将血液输送到脑子里，大脑得到充足的营养，可消除疲劳、舒缓紧张的神经，并能防止腰肌劳损，及时纠正脊柱过度弯曲，促进新陈代谢而帮助肝脏排毒。

伸懒腰的正确方式是：自然站立或坐着，双臂张开尽量向后扩展；头后仰，身体挺直，然后张嘴深深地打一个哈欠；再吸一口气，屏住呼吸后再慢慢吐气。放松时，全身肌肉要松弛下来，尽量呼气，这样锻炼的效果更好。

拍拍手也能把肝养

乾隆皇帝好作诗词，曾有一首诗：“掌上旋日月，时光欲倒流。周身气血清，何年是白头？”这首诗的意思是，人的手掌上藏着健康的秘密，掌握了这个秘密，时光都能倒流。那么，这个秘密究竟是什么？那就是拍手。

我们都知道乾隆皇帝是一个长寿的君王，平日生活中特别注重养生，这拍手或许就是他延年益寿的养生方式之一吧。

拍手运动看似简单，但其实是一项非常有效的养生方式。人身上有十二条经络，与手掌相连的就有六条，它们分别是手太阴肺经、手少阴心经、手厥阴心包经、手太阳小肠经、手少阳三焦经和手阳明大肠经。经络是气血的管道，连接着五脏六腑，经络被堵塞了，气血的运行就不通畅，人就会生病。拍手可以同时疏通六大经络，其作用自然不容小觑。

拍手有利于震动阳气，推动全身气机的运行，从而增强肝脏的疏泄功能，避免肝气郁结，改善或预防肝脏疾病。特别是对于因肝火旺、肝郁气滞导致的失眠、心悸、口苦、便秘、全身乏力、精神不振等症状，经常拍拍手是很好的缓解方式。

拍手养肝也要掌握一定的方法，可以按照以下顺序来进行：

1. 十指分开，手掌对手掌，手指对手指，均匀地拍打双手。刚开始拍打时力度稍轻些，之后再慢慢加大力度。

2. 十指略微弯曲，拍打下去时，手指尖与手掌边缘碰触。因拍打面积较小，作用稍差些，所以最好适当延长拍打的时间。

3. 双手手背相对并相互拍打。

4. 左右手虎口相对，相互拍打。

5. 一手的小鱼际一侧拍打另一手掌心，拍打数次之后换另一侧操作。

6. 一手的大鱼际部位拍打另一手掌心，拍打数次之后换另一侧操作。

拍手宜于早晨进行，因为早上天地间的阳气开始升发，人体的阳气逐渐旺盛，更有利于气血顺畅循行。

第七章

DIQIZHANG

细节决定健康，生活中的养肝学问

衣食住行，在我们生活的各个方面，不经意中，就蕴藏着养生保健的大学问，可以说养生就是生活。只要我们处处留意，坚持科学的生活方式，避免对身体有害的生活方式，就能每天为身体健康添砖加瓦。

早餐吃得好，不得脂肪肝

现代社会，生活节奏快，大家都是早出晚归，很多人吃早餐都是在路上解决，甚至是根本顾不上吃早餐。很多人都觉得吃不吃早餐无所谓，反正午餐多吃点就好了，还有些女性纯粹是为了减肥不吃早餐。殊不知，早饭欠缺对我们的身体健康损害还是很大的。

中医认为："肝主升发。"早晨是肝气最旺盛的时候，也是人最有活力的时候，若是不吃早餐，肝气升发会得不到充足气血的支持，会导致肝气不足而引发一系列虚弱之症，如失眠多梦、胸闷气短、月经失调等。另外，"肝胆相照"，肝虚则胆旺，所以还可能引起胆囊炎等。

而且医学研究也发现，长期不吃早餐，脂肪肝的发病率会大大上升。因为早餐距离前一天晚餐的时间一般在 12 小时以上，由于能量的消耗，血糖水平下降，糖原分解酶便会将贮存在肝脏的糖原拆包，把葡萄糖释放入血。如果此时不能及时进食补充肝脏内的糖原，驻防糖原的位置就会被脂肪乘虚而入，沉积肝内，久之便形成了脂肪肝。

⊙ 吃早餐的最佳时间

一般来说，早上 7 点左右起床，然后活动 20~30 分钟，这时候人的食欲最旺盛，吃早餐最合适。吃早餐的时间最晚不要超过 8 点半。

如果早餐吃得太早，会影响胃肠的休息，吃得太晚，人体处于空腹状态，身体能量和热量不足，很容易出现头晕、胸闷等低血糖症状，而且太晚吃早餐，还会影响到午餐的食欲。

⊙ 早餐吃什么

早餐的时间紧张，所以有的人即使是吃早餐，也难免会过于简单，比如一个煎饼、几个包子，有时甚至就是一杯牛奶加个鸡蛋或馒头之类的，这样的早餐远不能达到身体对营养的要求。总的来说，早餐要包含以下几类食物。

1. 淀粉类食物

能量的来源主要是碳水化合物，因此早餐宜吃一些淀粉类食物。最好选择没有精加工的粗杂粮并且掺有一些坚果、干果。这样的食物释放能量比较缓慢，可以延长能量的补充时间，如紫米面馒头、芝麻酱花卷、包子、馄饨、豆沙包、玉米粥等。

2. 蛋白质含量丰富的食物

蛋白质是维持人体精力充沛、反应灵敏必不可少的物质，因此早餐宜吃富含蛋白质的食物，例如牛奶、豆浆、鸡蛋、鸡肉、豆制品等。

3. 蔬菜和水果

蔬菜和水果能为我们补充维生素和膳食纤维，它们含有的钙、钾、镁等碱性物质还能帮助我们中和肉、蛋等食品在体内氧化后生成的酸根，使人体保持酸碱平衡。

另外，中医认为早餐宜热食，这样才可以保护胃气与肝气，所以无论是吃什么，最好都来点热粥、热牛奶之类的。如果贪凉，比如总喝凉的果汁，就会伤及肠胃。

细嚼慢咽，肠胃好了肝才好

很多人为了赶时间，吃饭速度很快，囫囵吞枣，即使非常烫的食物也分分钟吞下肚。还有的人已经养成了吃饭快的习惯，即使是不赶时间，吃起饭来也是三两下就解决了。这样吃饭，虽然吃下去了，但未必能消化得好，反而还有损健康。

我们吃下的食物是要靠消化液来消化的，吃饭太快，唾液来不及分泌，食物就下肚了，是很难被消化吸收的。

另外，《黄帝内经》中说："脾为涎，肾为唾。"唾液是脾、肾所化，肾是人体先天之本，脾是人体后天之本，脾、肾富集了五脏之精，气血之华，因此唾液中含有很多有益于人体的物质，吃太快，唾液还未大量分泌就吃完了，是利用不起来的。

而且，唾液除了能助消化，还能溶解细菌、杀灭微生物、抗病毒，在一定程度上减少了人体内的有毒物质，也就减轻了肝脏排毒的压力；狼吞虎咽，不仅是加重肠胃负担，也同时加重了肝脏的负担。

那么，怎样才能做到细嚼慢咽呢？

1. 吃饭时放松心情

很多时候，吃得快是因为心情紧张，所以在吃饭之前，不妨先做一个深呼吸，排除大脑中的杂念，告诉自己要好好吃饭，认真咀嚼，提醒自己每一口都要比平时多咀嚼几次，这样自然而然就能养成细嚼慢咽的习惯了。

2. 饮食以蔬菜、粗粮为主

蔬菜和粗粮是最需要咀嚼的，否则咽不下去，所以饮食中不妨加大蔬菜和粗粮的比例，这样就能让你吃饭的速度慢下来。

规律进餐，肝脏也需劳逸有度

我们都知道，热量摄入过多，脂肪堆积会引发脂肪肝，但很多人并不胖，也查出来有脂肪肝，这是怎么回事呢？

这里面有一种情况比较普遍，那就是饮食没有规律。现在，许多人生活不规律，经常熬夜，吃饭也是饥一顿、饱一顿，或者暴饮暴食。殊不知不规律的饮食可使胰岛素分泌节奏被打乱，进而使肝细胞劳逸无度，就像是我们总熬夜。长期如此，肝脏的代谢功能恶化，使原本应该作为能量被消耗的物质转变为脂肪堆积到脏器周围，就造成了脂肪肝。

要让身体健康，肝脏不受损，我们应做到一日三餐定时定量，在对的时间吃对的量。

首先，要遵循一条，那就是早餐要吃好，午餐要吃饱，晚餐要少吃。

早餐的时间以早上 7~8 点为宜，这个时段处于胃经工作的时间，吃进去的食物很容易被消化吸收。早餐占一日总热量的 30% 左右。

以牛奶、豆浆、果汁、米粥，鸡蛋、面包、馒头、花卷，绿叶蔬菜、水果、酱菜等比较合适。

午餐的时间以 11 点半到 12 点半为宜，午餐通常占一日所需总热量的 40%。除了主食，还要搭配肉禽蛋类、豆制品、蔬菜。

晚餐的时间以下午 17 点半到 18 点半，最好不要超过晚上 19 点。热量占一日总量的 30% 左右。晚餐不宜吃得过饱，清淡为宜，汤粥类食物、绿叶蔬菜及鱼虾、瘦肉、豆制品比较适宜。同时要减少含过多脂肪类食物的摄入。餐后不宜立即上床睡觉，一是很难睡着，容易造成失眠，二是容易使人发胖。

均衡饮食，可避免多种肝脏疾病

人体的健康需要多种营养维持，任何一种营养缺乏或偏失都可能给健康带来不利或埋下疾病隐患。所以保证膳食平衡是健康饮食最重要的一条原则。

肝除了解毒的功能外，另外一项重要的功能是合成与贮存。已经食用的营养物质，通过胃与小肠消化吸收后，经门静脉进入肝脏，在肝脏中“加工”，通过肝细胞的作用合成人体所需的各种重要物质，如血浆蛋白（白蛋白、纤维蛋白原、凝血酶原、球蛋白）、脂蛋白、糖原、胆固醇、胆盐等。同时，肝脏还对糖原、维生素、铁等物质有贮存作用。

如果摄入的营养不均衡，肝的代谢就会发生某些障碍，诱发多种肝脏疾病。比如我们熟知的脂肪肝，就是脂肪摄入超过肝脏分解能力，代谢不掉所致。

《中国居民膳食营养指南》针对目前居民膳食的实际情况，结合我国居民膳食营养的实际，对平衡膳食给出了很好的建议。为我们提供了一般人群适用的10条“膳食经典”：

1. 食物多样，谷类为主，粗细搭配；
2. 多吃蔬菜水果和薯类；
3. 每天吃奶类、大豆或其制品；
4. 常吃适量的鱼、禽、蛋和瘦肉；
5. 减少烹调油用量，吃清淡少盐膳食；
6. 食不过量，天天运动，保持健康体重；
7. 三餐分配要合理，零食要适当；
8. 每天足量饮水，合理选择饮料；
9. 饮酒应限量；
10. 吃新鲜卫生的食物。

指南还建议：成年人每天应进行累计相当于步行6000步以上的身体活动；成年男性一天饮用酒的酒精量不超过25克，成年女性不超过15克。

多喝水能减少毒素对肝脏的损害

水是人体细胞和体液的重要组成部分之一，人体的每个细胞及其基本单元均含有水分，人体各种腺体的分泌物也均为液体，可以说，离开水，人体生命之花就会很快枯萎。

⊙ 缺水会让肝脏超负荷运行

身体缺水会带来非常多的坏处，最直接的危害，就是会让腺体，尤其是消化腺和胰液、胆汁分泌不足，不利于消化、吸收和废物的排出，导致体内垃圾毒素堆积。毒素在体内主要通过肝脏来代谢，一旦毒素的堆积超过肝脏的代谢能力，必然会导致其超负荷运行，长此以往，就会引起肝脏甚至多个器官衰竭，后果十分严重。

此外，缺水会导致消化液分泌减少，影响食物消化，食欲下降。缺水还会使血液变得黏稠，运行缓慢，从而引发各种血管疾病。

⊙ 每天 2000 毫升水不可少

人体每天通过呼吸、皮肤、排泄排出水分约 2500 毫升。然而，每天从食物中可以得到的水分约为 500 毫升，其余的 2000 毫升水必须通过饮水来补充。

肥胖者因体内水分比正常人少 15%~20%，所以，每日饮水量需要达到 2200~2700 毫升才符合健康标准。老年人代谢慢，可略微少些，每天喝 1500 毫升即可。

⊙ 科学喝水才能更好补水

喝水也有学问，喝对水，身体才能更好吸收。总的来说，喝水要遵循以下原则。

1. 多次少量

平均每 3 个小时摄入 300~500 毫升水；不要一次大量喝水，以免给肾造成负担。起床之际先喝 250 毫升的水，可帮助肝脏和肾脏解毒。不要到渴时才喝水，口渴表明身体已经极度缺水了。

2. 白开水补水最好

饮用水的最佳选择是白开水、矿泉水以及清淡的茶水等，不要以各种碳酸饮料、糖水来代替饮水。

3. 温水最宜

要饮温开水，水过热或过凉都会刺激和损伤肠胃。

4. 晚上喝水要适量

晚上身体的各个器官都要开始休息，如果喝太多水，会加重肝脏负担，让肝脏得不到充足的休息。

零食有度，别给肝脏加负担

很多人爱吃零食，很大的一个原因是因为零食味道好，但是好味道的背后其实是隐藏着健康风险的。零食基本上可以分为两大类，一类是甜腻或油腻辛辣食品，另一类是膨化或烧烤食品。

中医认为，肝为刚脏，体阴而用阳。作为风木之脏的肝，其气主升主动，很容易出现燥热、亢奋的状态，需要肝血的柔润来克制肝的刚强之性。过多食用零食，无论是甜腻辛辣食品还是膨化烧烤食品，都会加重身体的燥热，大量消耗阴血，助火生热，使人出现口干口苦、眼睛红肿、咽喉肿痛等肝火旺的情况。

此外，像巧克力、糖果、糕点、冰激凌等甜食如果食用太多还会伤及脾胃，影响食欲，从而影响气血的化生。而且甜食食用太多还容易造成体内脂肪增加，加重患脂肪肝的危险。方便面、罐头、香肠等食物含有很多对人体不利的防腐剂等成分，这对于肝脏来说是个很大的负担。

零食吃太多，会加重身体的燥热，消耗阴血，助火生热，使人出现口干口苦、眼睛红肿、咽喉肿痛

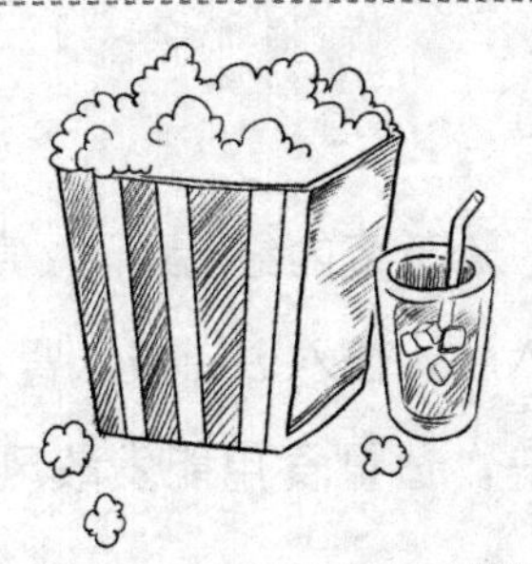

当然了，也不是说凡是零食就不能吃，关键是要选择健康的零食。比如红枣。俗话说：“一天三枣，一辈子不显老。”红枣维生素C含量极高，对抗癌、养肝护肝很有益处。但由于红枣性温，多食容易引发便秘、烧心、腹胀，所以一天不宜超过20颗。

枸杞子是药食同源之物，具有滋阴养血、养肝明目等功效。经常用枸杞子泡水喝，或者每天嚼食约20粒枸杞子，能养肝明目、延年益寿。

消化不好的时候可以吃点乌梅，因为酸入肝，酸味食物对肝脏有补益作用，能降肝火，还能帮助脾胃消化，促进气血生化。但要注意乌梅制品含有不少添加剂，也不宜多食。

辛辣食物伤肝要少吃

肝病禁辛。

多食辛，则筋急而爪枯。

——《黄帝内经》

《黄帝内经·素问·宣明五气篇》中说：“五味所入，酸入肝，辛入肺，苦入心，咸入肾，甘入脾。”其中，辛味食物包括葱、姜、蒜等，适量食用能发散风寒、行气止痛，有助于肺气宣发，防止外邪犯肺。但是，过量食用辛辣食物却会对肝脏造成伤害，正如《彭祖摄生养性论》中所强调的："五味不得偏耽……辛多伤肝。"

肝藏血，调节全身之血；肺主气，治理调节一身之气。肝向周身各处输送血液又必须依赖于气的推动，过量食用辛辣食物容易引起肺气偏盛，克伐肝脏，使肝血运行不正常，就容易出现头晕目眩、面色无华、视物模糊等肝气虚的症状。

此外，肝主筋，"多食辛，则筋急而爪枯。"辛辣的食物吃得过多会导致筋的弹性降低，血液输送不到指甲，使指甲变脆、易断。

《黄帝内经·灵枢·五味》中还说："肝病禁辛。"辛辣食物伤肝，所以肝病患者平日饮食更要忌口，避免食用辛辣食物，以免刺激肝脏，影响疾病痊愈。

此外，辛辣食物刺激性较大，长时间过量食用容易伤害眼睛，引发干眼症、结膜炎等眼部疾病。眼部出现干痒、充血等不适者平时更要避免吃辣。

当然，辛辣食物并不是不能吃，而是要少吃，毕竟，五味调和，身体健康才能得到保证，少了哪一味都是不好的。

过量食用辛辣食物容易引起肺气偏盛，克伐肝脏，使肝血运行不正常，容易出现头晕目眩、视物模糊等症状

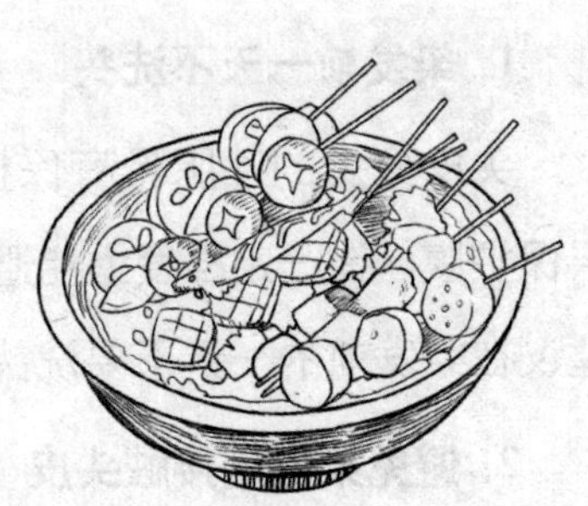

频繁染发、美甲，可能患上肝炎

人到老年，如果两鬓斑白，很容易显出老态，所以不少人会选择染发来遮掩岁月的痕迹。然而染发对健康的损害却是不容忽视的。

为了增强染色效果，不少染发剂中会添加铅、汞、砷、铜等重金属。这些重金属进入人体之后难以排出体外，会大量聚集而引起中毒，从而出现四肢麻木、腹痛、头晕、乏力的症状。重金属进入体内首先是会加重肝脏的负担，从而导致肝脏受损。尤其是患有肝病的人，肝脏本身因为体内肝病病毒的存在而受损，多次染发可能会加重肝脏损伤，最后导致肝硬化甚至肝癌。

当然，上面说的是频繁染发的危害，如果是偶尔染发（一年不要超过 2 次，每次的间隔至少要 3 个月以上），倒也不必太担心。但也要讲究点方法，来减少危害。

1. 染发前一天不洗头

头皮分泌的油脂具有保护头皮的作用，它们可在头皮上形成一层保护膜，在一定程度上能避免有害物质透过头皮渗入体内。因此，建议在染发前的一天不要洗头。

2. 避免染发剂接触头皮

在涂抹染发剂前，可在发际周围抹点乳液或凡士林油膏，这样能在头皮上形成一个屏障，避免过多的染发剂通过头皮进入人体。另外，染发时，要尽量将染发剂涂抹在离发根1厘米处，避免染发剂直接接触头皮。

3. 不混用染发剂

不要将不同品牌的染发剂混合使用，以免发生化学反应，生成有毒有害物质。

4. 不要每次都全染

染发之后变白的部分其实只有发根，所以下次染发只要染新长出的白头发部位即可。头发局部花白的人，只需要把白的地方染黑。这样染发剂的使用就会减少，身体吸收到的有毒物质也就相应减少。

5. 染发后要正确清洗

染发后，为避免染发剂长时间残留在头皮上，要多洗几次头。洗头的时候要轻柔，避免抓破头皮，以免染发剂中的有毒物质通过血液循环进入身体里。

除了老年人染黑发，很多年轻人染彩色头发同样存在上述健康风险。

另外，还有一种习惯也会对肝造成危害，那就是很多女孩子喜欢的美甲。指甲油含有多种化学成分，特别是含有铅、砷、贡、苯等重金属。指甲有吸收的功能，经常使用指甲油，身体吸收了很多毒素，需要肝脏来解毒，长期如此，会使肝脏负担加重，毒素过多的话还会造成肝细胞损伤，引起肝中毒。

此外，如果是在美甲店做美甲，器械未经消毒或未正确消毒，有可能会带有病菌，造成交叉感染。如果有皮肤破损，还有可能感染肝炎等疾病。

肝恶风，风大的时候少出门

肝风之状，多汗恶风，善悲，色微苍，嗌干，善怒，时憎女子、诊在目下，其色青。

——《黄帝内经·素问·风论》

《黄帝内经》中说："肝恶风"、"病在肝……禁当风"。肝属木，木生风，肝为风木之脏，风气通于肝，也就是说风最容易往肝里走。肝受风邪，会影响肝脏的正常功能，甚至导致肝脏疾病。因此，平时我们要注意避风，风大的日子尽量少出门。

风邪入肝，常使人多汗恶风，心情悲伤，脸色微青，容易动怒，眼圈也往往呈现青色。另外，肝主筋，风胜则筋挛，使人出现抽搐、瘙痒、麻木、失语、瘫痪、全身窜痛等症状。可见，肝受风邪对健康的影响是相当大的。

当然了，很多时候迎风出门是不可避免的，这时，我们要学会避风，可以用衣帽遮挡一下，不要让风直接吹到皮肤上。在日常生活中，还要当心平时容易忽略的穿堂风、门隙风、顶门风、脚底风、脑后风等；不要出汗后立即脱衣吹风，炎炎夏日，也不要正对着空调、电风扇吹风，等等。

是药三分毒，没病少吃药

药物不同于食物，然而现在很多人一有病就吃药，而且很多时候往往是自己开药，没有深究疾病，就上药店买药吃。殊不知，不少药物都是有肝毒性的，不当用药会损害肝脏。因为肝脏是药物聚集、转化、代谢的主要器官，尤其是口服药物由胃肠吸收后即进入肝脏，在肝内的浓度较血液及其他器官高。由于药物及代谢产物的毒性作用或机体对药物产生过敏反应，容易对肝脏造成损害。

统计显示，由于不合理用药而导致的肝损伤（即“药肝”）已经排在国人肝病的第四位。所以，爱护肝脏，一定要合理用药，忌盲目服药。

⊙ 药物本身含有的毒性伤害肝脏

药物或多或少存在毒性，药物进入人体后，会直接对肝脏造成伤害。目前发现，超过900种的药物如不正确使用，可引发药物性肝损伤。这些药物包括抗结核药、降脂药、抗生素、抗肿瘤药、解热镇痛药、安眠药等，在使用这些药物时，一定要遵医嘱。

⊙ 滥用药物会导致肝炎

资料显示，我国每年约有 30 万人死于各种肝病引起的肝硬化或肝癌，在临床上除常见的病毒性肝炎及脂肪性肝病外，药物性肝损伤发生率也较高，居肝病第三位。由于药物及代谢产物的毒性作用或机体对药物产生过敏反应，对肝脏造成损害，引起肝组织发炎，肝细胞受损，即为药物性肝损伤。

关于药物性肝损害，目前统计数据显示，已占肝病患者 1/10。其中危及生命的暴发性肝损害则有 1/4 是药物所致。

药物性肝损伤通常会发生在用药后的 1~4 周，表现和其他肝炎大致相同，所以，常常不能被发现或不能被确诊，有一定的隐匿性。

经常服用各类药物的人群，要留意服药后出现的异常，比如乏力、恶心、呕吐、厌食、黄疸、皮疹等，如有这些不良反应，应尽快就诊，排除药肝的可能。

⊙ 中药使用不当也伤肝

现在不少广告都鼓吹纯中药提取，不伤肝。其实，中药里的某些药物本身就含有毒性，可对包括肝在内的脏腑产生损伤，如朱砂、乌头、雷公藤、黄独、何首乌、斑蝥、蜈蚣粉等。中药讲究辨证论治，合理配伍才能降低毒素，以减少对肝脏的影响。此外，有些中成药如壮骨关节丸、消咳片、逍遥丸、消咳喘等都有一定的肝毒性。所以在服用中药或中成药时，一定要遵医嘱，千万不要擅自服用，或轻信民间偏方。

⊙ 非处方类药物也不能随意吃

部分非处方类药物也会造成肝损伤，但与服用的剂量有关。例如对乙酰氨基酚，是最常用和相对安全的解热镇痛药，也是家庭中常备的药物之一，既有单方制剂，也是很多“感冒药”里的组成之一。乙酰氨基酚每天的最大剂量不宜超过 2 克，但有些患者为了增强疗效而同时吃几种感冒药，无形中就增加了乙酰氨基酚的剂量，这就容易造成肝损害，甚至发生暴发性肝衰竭。

所以在服用药物前一定要仔细阅读说明书，千万不要擅自加大药物剂量、多种药物同服，或长时间使用同一种药物。

⊙ 儿童服用成人药会伤肝

儿童的肝脏代谢能力较弱，在服用成人药时，如果在量上把握不好，很有可能造成肝损伤，如扑热息痛、红霉素等。

当某些药物没有儿童专用剂型、需要使用成人药时，一定要遵医嘱减量使用。

⊙ 长期用药者要定期检查肝功能

需要长期服用药物的慢性病患者，如高脂血症、抑郁症、精神病、结核病、风湿关节炎等患者，久而久之可能引起肝损伤。

对于这类患者，建议定期检查肝功能。如果出现肝损伤，则应在医生指导下调整用药。

⊙ 护肝药也会伤肝

肝病患者特别是乙肝等病难以治愈，很多患者将治疗希望寄托于各类保肝药物。长期或过量吃药，不但增加了肝脏负担，有些还是具有肝毒性的药物，既延误医治又加重了病情。

另外，肝病患者滥用保肝药还会增加对药物的依赖性。

⊙ 多种药物同用使肝脏“大受打击”

有些药物本身对肝脏的伤害不大，但如果跟其他药物同时服用，就会使肝毒性增加，超出肝脏的耐受范围，从而引发肝损伤。

酒伤肝，别拿健康换感情

古人认为，酒是谷之精，是粮食的精华，所以在古代是很珍贵的。而且酒也的确有养生的功效。李时珍所著的《本草纲目》中就说：“面曲之酒，少饮则和血行气，壮神御寒。”可见，适量饮酒可以帮助人疏通血脉、舒筋活络、驱除寒湿等。

适量饮酒对人体健康有利，但是过量饮酒的话恐怕就会伤身了。东晋张湛曾在《养生要集》里提出：“酒者，能益人，亦能损人，节其分剂而饮之，宣和百脉，消邪却冷也，若升量转久，饮之失度，体气变弱，精神侵昏。”说明古时候人们就已经认识到过量饮酒对身心有害。

⊙ 过量饮酒很伤肝

过量饮酒对五脏六腑都会造成极大的伤害，其中肝脏所受的伤最大。据统计，现在每年大约有 30 万人死于酒精性脂肪肝，而且正有越来越多的年轻人患上这种疾病。

1. 饮酒过多损害肝细胞

饮酒后，身体内的乙醇脱氢酶将酒精（乙醇）氧化并分解，形成对肝脏损害极大的有毒物质——乙醛。

通常情况下，乙醛会被分解为无毒物质排出体外，但仍有部分乙醛不能被完全分解而进入肝脏。

肝脏是人体的解毒器官，也是乙醇的过滤系统。当饮酒的量超过肝脏的承受能力时，肝细胞大量受损，肝功能失衡，肝脏有可能发生结构破坏或脂肪沉淀而导致脂肪肝，严重的甚至发生酒精性肝炎或肝硬化。

由于在多数情况下，人们并不知道自己的肝脏已经受到严重的损伤，等到出现明显的症状以后，如肝区疼痛、全身无力、消化不良、食欲不振、恶心呕吐、腹胀腹泻等，此时检查会发现肝功能异常，如转氨酶升高等。

2. 长期饮酒会导致肝硬化

研究表明，酒精性脂肪肝的发生与饮酒量和饮酒持续时间关系密切，一般而言，日饮酒精量超过 40 克（合 50 度白酒 80 毫升），连续 5 年以上的人，发生肝病的几率远远高于非嗜酒人群。

正常人平均每日饮 40~80 克酒，10 年后就会出现酒精性肝病变，如平均每日 160 克，8~10 年就会发生肝硬化。肝硬化如果不能得到控制，进一步发展就是肝癌。

3. 过量饮酒可抑制肝细胞再生

肝细胞虽然有很强的再生能力，但如果长期过量饮酒，肝细胞不断地进行乙醇解毒，其再生能力就会明显受到遏制。

4. 过量饮酒可使肝细胞发生癌变

研究发现，乙醇还可“侵入”人体防御系统，降低人体免疫力，使肝脏细胞发生一系列病变，甚至发生癌变。

⊙ 高档酒不伤肝是传说

很多人认为喝高档白酒对肝的损害要小，实际上高档酒只是在口感上与普通酒有所区别，其酒精含量并不低。同体积50度的高档白酒与50度的普通白酒相比，其酒精含量是一样的，对身体的损害当然也就是一样的。

⊙ 酒怎么喝才健康

1. 饮酒不可过量

正常情况下每人每天摄入80克左右的酒精，十几年后一半以上的人都会患上肝硬化。为此，世界卫生组织对酒的安全饮用量给出了明确的标准：男性每天摄入酒精量不得超过20克，女性不得超过10克。另外，肝病患者，无论男女，都必须滴酒不沾。

2. 不可空腹饮酒

古语有言："空腹盛怒，切勿饮酒。"饮酒必佐佳肴。如果空腹饮酒，肠胃里没有任何食物，酒精会迅速被人体吸收，肝脏就会面临巨大的解毒压力。所以饮酒前不妨吃些菜或水果。

3. 饮酒时勿吸烟

烟酒不分家，爱饮酒的人往往也会抽烟。饮酒本来就伤肝，而烟中含有上千种有害物质，也会对肝造成危害，二者相"勾结"会让肝“雪上加霜”。而且香烟含有的尼古丁会使人体对酒精的刺激感减弱，酒精被尼古丁“麻醉”了，人就会在不知不觉中增加饮酒量，进一步损伤肝脏。

4. 酒别一口闷

酒桌上总能听到这样的话，“感情深，一口闷；感情浅，舔一舔。”“干杯”这两个字可不能随便说出口，动不动就“干杯”，会在短时间内加重肝脏的负担，酒喝得越快，肝脏的解毒压力越大，甚至发生酒精中毒。古人有云“凡养生……饮必小咽，端直无戾”，可见正确的饮酒方法应该是轻酌慢饮。

饮茶不当也会损害肝脏

《本草纲目》中说，茶叶能“平肝、胆、三焦、包络相火”，意思是茶叶具有清热、解毒的功效。对肝病患者来说，常喝茶对病情是有益处的。然而，如果喝茶不当，也有可能给身体带来伤害。

1. 饭后立刻喝茶会伤肝

很多人习惯在饭后喝上一杯绿茶，以促进消化。其实，这样不但不能促进消化，还有可能伤害肝脏。这是因为茶叶中含有大量的鞣酸，它能与蛋白质合成具有吸敛性的靶酸蛋白质，这种蛋白质能使肠道蠕动减慢，容易使人便秘，增加了有毒物质对肝脏的毒害作用。

因此，饭后不要立即喝茶。建议在饭后1~2个小时再饮茶，这样能润滑肠道，促进消化，还能防止脂肪堆积，预防脂肪肝。

2. 空腹时不宜喝茶

茶叶中含有咖啡碱，空腹时大量饮用，茶水会直接进入脘腹，肠道吸收过多的咖啡碱会影响肠胃健康，消化不好，气血生化不足，肝脏自然也会受到伤害。

3. 晚上不宜喝浓茶

茶叶中含有咖啡因，容易使脑神经过于兴奋。晚上是睡眠的最佳时间，如果脑神经过于兴奋可能引起失眠，影响睡眠质量。肝血的推陈出新需要在夜间熟睡时进行，长时间睡眠质量不佳可影响肝藏血的功能，使人肝血不足。因此，晚上不宜饮茶，尤其是浓茶。情绪容易激动或比较敏感的人，晚上最好不要喝茶。

4. 根据体质喝茶

不同体质，身体所表现出来的特点不一样，选择茶饮也应有差异。一般来说，燥热体质的人应喝凉性茶，如果喝温热性的茶，可助热生火，容易导致肝火过旺而出现口干、眼干、面红耳赤、易怒等“上火”症状；脾胃虚弱的人不宜喝绿茶，因为绿茶的茶多酚含量较高，刺激性比较强，会加重脾胃虚弱症状，影响脾胃功能，进一步又会影响气血的生化，波及肝脏藏血功能。

六类伤肝食物要少吃

除了药物伤肝，在我们的日常饮食中，有很多食物也会对肝造成伤害，不可不引起注意。

⊙ 方便面

方便面含有一定的食品添加剂，特别是调料包，虽然经测定，合格的方便面产品中食品添加剂的含量属于安全范围，但如果长期大量食用，摄入的添加剂越来越多，肝脏需要分解和转化的物质也随之增多，无形中增加了肝脏的负担。

方便面最大的危害就是“二低”和“二高”，即高盐、高脂和低矿物质、低维生素。经常吃方便面，人体不知不觉中就会摄入过量的盐，从而增加肾脏的负担，容易导致血压升高；而且方便面中含大量反式脂肪，热量极高，吃多了很容易造成肥胖，进而引起脂肪肝。

此外，方便面营养成分极低，长期吃方便还会造成人体营养失衡，而均衡的营养是各脏腑组织器官正常运行的基础，如果营养不良，肝脏得不到足够的能量供给，肝功能就会减弱，甚至发生肝坏死。

⊙ 腌制食品

腌制食品在制作过程中易被细菌污染，而且为了口味和保存需要，会添加大量的添加剂，从而加重肝脏的解毒负担。

如果患有肝病，再食用腌制食品，无疑就是“火上加油”，会给本来就已经虚弱的肝功能添加压力，造成转氨酶和胆红素升高，进而加速病情恶化。

腌制食品含有大量的盐分，会影响水、钠代谢，伤害肾脏。中医认为，肾是先天之本，肾水涵养肝木，肾功能受损，必定会累及肝脏，影响肝病的痊愈。

⊙ 甜食

糖本是肝脏所需要的重要物质，因为糖能为肝脏提供维持正常功能所需的能量，其所含的肝糖原可减少毒素对肝细胞的伤害。所以适当食用糖类对肝脏健康有益，但是如果吃得太多就会伤害肝脏。

因为肝脏是各种营养物质代谢的场所，其中糖的代谢占重要地位。如果甜食吃太多，糖的摄入自然就多，那么肝脏脂肪的合成就会增加，脂肪代谢不及或出现障碍，就会出现脂肪肝。

甜食吃太多，糖摄入量大，会导致肝脏脂肪合成增加，脂肪代谢不及或出现障碍，就会出现脂肪肝

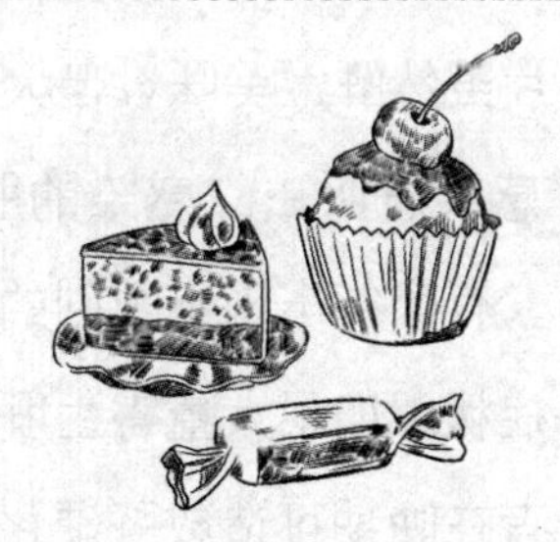

⊙ 烧烤食物

一到夏天，各种大排档就遍地开花，啤酒加烧烤，好不惬意。然而，这样的惬意是以伤害肝脏为代价的。

烧烤的肉多用香辛调味，经过烧烤后，焦香扑鼻的同时，辛味更甚，这对于肝脏来说无疑是增加了热毒，是很伤肝的。

此外，肉直接在高温下烧烤，会产生一种叫苯并芘的致癌物质。大量食用烧烤，短时间内会摄入大量致癌物，无形中加重了肝脏的负担。长期吃烧烤，有可能导致肝细胞受损、坏死，发生肝脏病变。

⊙ 松花蛋

松花蛋在腌制的过程中，为了使蛋白质凝固，一般都会采取在浸渍液中添加铅或铜等重金属的做法。这些重金属必然会渗透到蛋中，经常食用松花蛋，会造成铅、铜在人体内积存，从而加重肝脏负担，甚至会造成肝中毒。

另外，松花蛋在腌制、运输、销售、存放过程中，极易受到各种细菌的污染，特别是沙门氏杆菌的污染，也可引发中毒。

⊙ 生鱼片

生鱼片虽然鲜嫩美味，但大部分生鱼片中含有肝吸虫囊蚴，多吃容易使人感染肝吸虫。感染的肝吸虫较少，通常症状不明显。如果虫比较多，有可能出现不规则的腹泻或便秘、食欲不振、肝区不适、肝肿大等症状。如果大量寄生肝吸虫，有可能导致肝硬化、胆石症，严重感染者在晚期可造成肝硬化腹水，甚至死亡。

第八章

DIBAZHANG

12 种常见病症从肝调理

眼睛干涩、上火易怒、气郁不舒、食欲不振、心烦失眠、月经不调……这些看似平常的症状，其背后却反映了肝脏的问题。一些慢性病如高血压等往往也与肝有着密切的关系。

针对不同的症状，只要掌握一些简单的调养方法，如饮食、运动、按摩等，就能起到良好的缓解和辅助治疗作用。

眼干，视力下降，用枸杞茶降肝火

肝开窍于目……肝受血而能视。

——《黄帝内经》

肝血的作用之一是营养眼睛，保护视力。《黄帝内经》认为，五官对应五脏，肝开窍于目，“肝和则目能辨五色矣”。由于肝与目的关系非常密切，因而肝的功能是否正常，往往可以从目上反映出来。肝血充足，则双目有神，视物清晰；肝血不足，目失所养，则两目干涩昏花，视物不清或发生夜盲；肝经风热，肝火上炎，会目赤痒痛；肝阳上亢，则可见头目眩晕等。所以中医上，凡是眼睛方面的疾病，多是从肝上来调养。

⊙ 熬夜、发怒会伤及视力

我们时常熬夜久了，就会觉得眼睛很难受，干涩红肿胀痛，其实就是肝火上炎的表现。现在很多人 11 点还不睡觉，有的甚至到 12 点以后，这时正是肝胆经络运行最旺盛的时间，熬夜超过这个时间，必伤及肝胆，不但会肝火旺，眼睛干涩难受，还会导致视力下降。

还有就是我们常常发怒之后，或多或少都有点眼睛干涩，时而看东西模糊不清，这种情况则是肝气郁结、肝血不足的表现。因为“肝受血而能视”，肝气郁结就会肝血不足，目失所养。

此外，很多肝病也会反应在眼睛上。比如肝炎患者还会并发一种眼口黏膜干燥综合征，出现眼干口干；肝硬化患者肝功能严重受损，所以经常会出现眼肌麻痹、眼睑水肿、眼睑挛缩或凸现、眼球活动迟钝等。因肝病引起的夜盲也很常见。所以眼睛出了问题一定要首先想到肝的问题，治病求本，眼睛的问题，治肝就是治本。

⊙ 护眼五条原则

1. 调畅情志

《黄帝内经》中说："怒伤肝，喜伤心，忧伤肺，思伤脾，恐伤肾，百病生于气。"情志对肝的气机影响是很直接的，平时无论发生什么事，都要保持一颗平常心，切不可情绪过于激烈。

2. 保证充足的睡眠

睡眠充足可以使双目得到充分的休息，尤其是夜间的子时和丑时（23:00~3:00），是胆经和肝经当令的时辰。此时间人体不能静卧休息，回肝血量不足，不能制约肝之阳气的升腾，就会造成肝阳上亢，肝火上升，从而出现目赤、头痛、头晕眼花等不适。

3. 坚持按摩眼周

眼周分布着很多穴位，通过按摩眼周围的穴位和皮肤、肌肉，能够疏通经络气血，增强眼部循环，松弛眼内肌肉，改善神经营养，解除眼周肌肉的痉挛，消除眼睛疲劳，提高视力。

4. 良性刺激

可在每天早晚洗脸时，分别准备 40°C 的热水和冷水各一盆，先用热水浸湿毛巾并快速拧干，敷在眼睛上，待毛巾凉了，再用冷水浸透毛巾并拧干，敷在眼睛上，如此重复 3 次。每天坚持，可调节眼部神经血管紊乱。

5. 调整生活习惯

（1）少吃甜食，因为糖分会消耗大量的维生素 B_1 和钙，会使视神经系统出现异常。多食黄绿色、黑色食物和蔬菜，如胡萝卜、玉米、西兰花、猕猴桃、黑芝麻、核桃、桑葚等。因为黄色入脾，脾为气血生化之源，绿色入肝，肝开窍于目，黑色入肾，肝肾同源。黄绿色食物还富含叶黄素和玉米黄素，具有防止眼睛功能性退变的作用。

（2）科学用眼。持续用眼一般不要超过1个小时，不要长时间盯着电脑、电视及书本等，尤其是在空调房里，很容易引发干眼症。长时间用电脑者，每隔1个小时应向窗外放眼观望几分钟，让眼睛放松。

（3）坚持运动。运动可使全身气血流通，有些运动如打乒乓球或羽毛球，可对眼球起到调节、放松作用，延缓老花眼，预防近视。

⊙ 要想视力好，常喝枸杞茶

在很多中草药的作用说明里，都会将养肝明目连在一起，想要明目，确实需要从养肝开始。枸杞子就是 味非常好的养肝明日中药，而且使用方便，泡茶就能发挥作用，而且还有一股清甜味。

枸杞子与菊花搭配，养肝清肝明目效果最好。

杞菊明目茶

取枸杞子20粒，菊花5朵，放入茶杯中，冲入沸水，泡5分钟，代茶饮用，冲饮至味淡。

也可以用枸杞子煮粥，粥将成时放一小把枸杞子进去，搅匀后略煮一会即可。但是脾胃虚寒经常腹泻的人不宜多饮茶，可以食用粥。

抑郁不舒，甘麦大枣汤帮你解除

月有阴晴圆缺，人有悲欢离合，人生在世不可能没有任何烦恼。偶尔的情绪低落，比如不想吃饭，不想说话，不想做任何事，都是正常的。但如果这种坏情绪、消极的行为持续过长时间，心情就会变得更糟糕，如此恶性循环下去，很可能会患上抑郁症。

现代社会，人们压力大，幸福指数普遍下降，抑郁症的发病率迅速向上窜，被形象地比喻为“精神病学的感冒”。女性患抑郁症比例远远高于男性，因为女性的感情比男性细腻，工作压力、生活辛苦、人与人产生矛盾、情感受伤等都会使女性的心理防线被冲破，埋下抑郁的种子，一旦钻牛角尖，越陷越深，抑郁症就会应运而生。

抑郁症的主要表现是精神抑郁、情绪不定、胸部满闷、胁肋胀痛而痛无定处、长吁短叹、不思饮食、大便不畅等。

⊙ 情志好坏，受制于肝

中医认为，郁病因情志内伤而致。郁病初起时以气滞为主，常兼血瘀、化火、痰结、食滞等，多属实证。病久则易由实转虚，随其影响的脏腑及损耗气血阴阳的不同，而形成心、脾、肝、肾亏虚的不同病变。所以抑郁的危害是相当大的。

情志的好与坏完全受制于肝，因肝气郁结，人的情志不畅、气机郁滞，从而引发抑郁症，即中医所说的“郁证”。早在元代就有“气、血、火、食、湿、痰”六郁之说，直至明代，“郁证”便作为一个固定的病名被记载下来。肝疏泄全身气机，与人的情志息息相关。若气机顺畅，人的精神状态就好；若气机不畅，人就心情抑郁、精神萎靡。可见，“郁证者，郁结而不散也。”

很多抑郁症患者并不能很好地意识到自己的病情，即便意识到了，也未必会重视。因为绝大多数“郁证”的发病过程比较缓慢，发病前会有一个情志不畅或思虑过度的过程，表现出精神抑郁、情绪不安、胸胁胀满等，习以为常之后就不觉得是什么问题了。即使有病变，病变的部位也不固定，症状也不明显。等到明显察觉，情况就相当严重了。所以如果情绪长期不畅，有抑郁症状，就要及时调理。

⊙ 甘麦大枣汤是抗抑郁的良方

治疗情志抑郁，中医里面有个很著名的方子，叫做甘麦大枣汤。这个方子也是出自张仲景的《金匮要略》，里面说“妇人脏躁，悲伤欲哭，象如神灵所作，数欠伸，甘麦大枣汤主之。”脏躁包含的症状比较多，与现代所说的神经官能症、癔病、更年期综合征、抑郁等症类似，也就是我们日常说的“神经病或者精神病”。

甘麦大枣汤

甘草 10 克，小麦 30 克，百合 20 克，大枣 5 个。将百合放入清水中浸泡 2 小时；甘草、小麦、大枣分别洗净，大枣去核；所有材料放入砂锅内，用适量水煎煮 20 分钟，去渣取汁。每日 1 剂，分 2~3 次服用。

这个方子甘润滋养，养心安神，和中缓急，有利于缓解抑郁情绪。

⊙ 吃对食物，让情绪愉快起来

抑郁多是肝气郁结所致，多吃些疏肝导气和清淡的食物，有利于调整不良情绪。比如春季是百合上市的季节，做菜的话可以选择西芹素炒百合，也可以用西芹、百合和黑木耳、甜椒等做成凉拌菜；还可以用小米和枸杞子煲粥，放冰糖调味服食。此外，要忌吃辛辣及油煎炸烤等刺激性食品。

含微量元素硒、锌、铜丰富的食品，对预防和缓解抑郁症效果十分显著。含锌量高的食物有牡蛎、动物肝肾。含铜量高的食物有乌贼、虾、羊肉、蘑菇等。含硒丰富的食物有干果、鸡肉、海鲜、谷类等。

橙色食物如胡萝卜、芒果、橘子、南瓜、红薯等，能提供丰富的胡萝卜素，从而帮助大脑减少忧郁情绪，让人心情愉快。

⊙ 日常小茶方解除抑郁

抑郁的形成是一个长期的过程，治疗也不是一时半会能见效，除了饮食，平常生活中可以适当多喝点茶，对于缓解抑郁是很有效果的。

（一）

绿茶1克，合欢花15克，大枣25克，加水350毫升，煮沸3分钟，分2次温服，食枣，日服1剂，服10剂后，将合欢花改为百合花，以后交替续服。

（二）

红茶1克，合欢皮15克，红糖25克，甘草3克，芡实25克。合欢皮、芡实、甘草加水1000毫升，煮沸30分钟，去合欢皮和甘草渣，加入红糖，再煎至300毫升，冲泡红茶。分3次温服，日服 1 剂。

（三）

取白梅花、绿茶各 3 克。将白梅花、绿茶一起放入陶瓷壶中，加入沸水冲泡 5 分钟左右即可。

除此之外，玫瑰花茶、蒲公英茶、橘子叶茶等都是缓解肝气郁结型郁证的良方，可以根据情况选用。

⊙ 爱运动的人不抑郁

抑郁者多半会懒言少动，而运动恰恰是避免抑郁发生的好方法。

一是跑步。人在跑步时，大脑会大量分泌内啡肽（也被称为快乐激素或者年轻激素）。它能让人产生欢乐、愉快、满足的感觉，从而帮助人排遣压力和忧郁。跑步的时间以傍晚为宜，速度应至少每分钟跑 120 步，每周至少跑 3 次，每次持续跑半个小时为宜。

二是跳绳。跳绳能增加人体的协调性，而且由于在跳绳过程中，头部需要上下快速移动，能有效加强前庭功能。这些都能产生良好的心理感受，提高自信心。跳绳速度为每分钟 30~60 次，隔天一次，每次持续 10 分钟左右。

三是散步。尽量选择在优美、安静的环境中散步，能在改善心肺功能及提高摄氧的同时，使人感到愉快。开始散步应坚持每天步行 1500 米，并力争在 15 分钟内走完；以后逐渐加大散步距离，直到 45 分钟走完 4500 米。

不管是有抑郁症倾向的人还是健康的人都应该多做运动，这样才能远离疾病，远离抑郁症。

补肝血，疏肝气，告别面色萎黄

对于中国人来讲，我们正常的面色应当是白里透红的，或者黄里面有红晕，是有光泽和发亮的。但我们经常发现，有的人面色并非这样，而是有些发黄，属于土黄，有点暗，没光泽的那种。

中医上称这种面色为萎黄，认为面色萎黄是肝血不足导致的；因为血是肌肤的营养来源，肝血不足，不能上荣头面，肌肤自然失养，由此肌肤萎黄，时间长了不仅萎黄，还会松懈，没有弹性，而且还会两眼干涩、爪甲不荣，甚至出现四肢麻木的情况。还容易发生失眠、月经不调。

面色萎黄的人往往还会伴有耳鸣、头晕、眼花等问题。因为根据中医理论，精血互生，肝血虚则肾精亦虚，耳为肾窍，肾精虚则其窍失充，耳鸣、头晕、眼花都是肝肾亏虚的表现。

另外，肝气郁结也会使气血瘀滞，影响到脸色，使脸色出现发黄发暗的情况。这种情况还常伴有头痛、烦躁、易怒、胁痛、腹胀、胸闷、爱叹气、乳腺增生、食欲不振的症状，需要疏肝理气，活血化瘀。

⊙ 肝血不足

肝血不足的人就要补肝血，生活中常见的红枣就有很好的补肝血的作用。中医的方子里常常见到红枣的踪影，因为红枣有缓和药性的功能，而且能补气养血，中医治很多病都是从气血入手。

下面介绍一道很好的补血药膳——首乌红枣粥。

首乌红枣粥

【材料】制首乌 30 克，红枣 8 枚，糯米、粳米各 40 克，红糖适量。

【做法】1. 制首乌、红枣、糯米、粳米分别洗净。

2. 将制首乌、红枣放入砂锅中，加入适量水煮沸，再下糯米、粳米熬煮成粥，加入红糖调味即可。每日 1 次。

这道粥用了红枣和制首乌，制首乌也是很好的补血药。《本草纲目》中记载：何首乌气温味苦涩，苦补肾，温补肝，能收敛精气，所以能养血益肝、固精益肾、健筋骨、乌发，为滋补良药。现代研究还发现，何首乌中含有丰富的卵磷脂，具有延缓衰老、调节血脂、抗动脉粥样硬化、提高机体免疫力等作用。血虚的人常用何首乌搭配红枣、瘦肉等做成药膳食用，能补充气血，使面色红润，头发乌黑亮泽。但要注意，家庭使用最好用制首乌，因为生首乌有肝毒性。

此外，肝血不足的人还可以经常揉一揉血海穴。血海穴位于大腿内侧，将腿伸直，膝盖上方会出现凸起的肌肉，肌肉的隆起处就是血海穴。

血海穴是脾经穴位，脾有生化气血的作用，按摩血海穴能够调动脾的功能，更好地生化气血，从而使肝血充盈。每天睡觉前用拇指按揉血海穴 3~5 分钟，就能起到很好的补血作用。

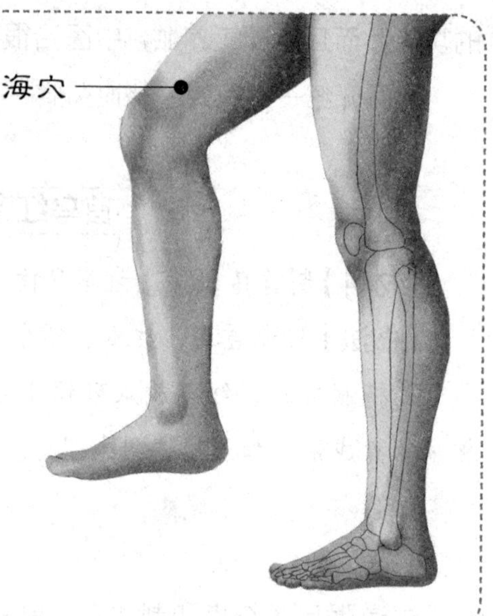

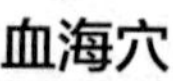

在大腿内侧，将腿伸直，膝盖上方会出现凸起的肌肉，肌肉的隆起处即是

⊙ 肝气郁结

对于肝气郁结、脸色萎黄的人来说，需要疏肝解郁，本书第四章介绍的菊花、佛手、玫瑰花、香附等都有很好的疏肝理气作用。可以适当选用。

此外，调理气郁，按揉太冲穴也是很有效的方法。从脚背上足大趾与二趾间向脚腕方向推，推到两个骨头连接的尽头就是太冲穴。用拇指指端向前推按或揉动太冲穴数十下，每日 1 次。

贫血是肝血不足，食物加按摩能补血

蹲得太久，猛地站起来会头晕，有人问："你是不是贫血了？"脸色苍白，全身无力，你会自言自语道："我是不是贫血了？"可见贫血对于我们而言并不是个陌生的词汇，也不是陌生的病症，但总有人张冠李戴，事事想到贫血，却并未真正了解贫血。

贫血是西医上的一个说法，在中医里找不到相关描述，但因为中医里的血虚证范围广泛，所以可以将贫血归类于血虚的范畴。中医认为，血是人体生命活动重要的物质基础，含有人体所需的各种营养物质，内至脏腑，外达筋骨。血虚就是血液生成不足、血液不充盈。

引发血虚证的因素有很多，肝血不足是其中一个重要因素。肝藏血，肝血不足，体内的血液不充盈，则会导致血虚性贫血。

当然，血虚未必贫血，但贫血一定会血虚。

⊙ 肝血虚的症状

1. 面色无华，发暗，不鲜亮。这是因为血枯不能养面。

2. 头发脱落，斑秃等。因为发是血之余，头发与血是密切相关的，头发好不好也是判断血是否充盈的重要标志。有一味补血中药叫做血余炭，就是头发烧灰做的。

3. 肝开窍于目，肝有病会表现在眼睛上，肝血虚就会目涩干痒，早上起床会有黄色颗粒状的眼屎。

4. 肝在体通筋，血虚不能濡养筋膜，就会有抽筋、手抖的现象。如果凌晨3点左右抽筋厉害的话，说明血虚严重需要及时调理。有些人的身体的某个部位经常会出现肌肉颤动，他们可能不太会在意，以为是肌肉痉挛。还有眼皮跳，也经常是因为血虚导致了肝风内动。

⊙ 用食物从源头上补血

西医上治疗贫血会首先纠正饮食，吃一些富含铁的食物，比如动物肝脏、瘦肉、蛋黄、鸡、鱼、虾等。其实中医讲的补血的食物也与此大致相似，常见的补血食物还有黑豆、发菜、胡萝卜、菠菜、金针菜、龙眼肉、红枣等。

猪肝枸杞山药汤

【材料】猪肝半个，枸杞子30克，桂圆肉15克，山药半根，盐适量。

【做法】1. 将山药去皮、洗净，切片；猪肝反复洗净，切片；枸杞子去杂质，洗净。

2. 将所有材料一起放入砂锅中，加适量清水，大火煮开后改小火慢炖1小时左右，待猪肝、山药软烂后加入盐调味。

菠菜羊肝汤

【材料】羊肝100克，菠菜200克，姜末、食用油、盐各适量。

【做法】将羊肝切成薄片，菠菜洗净切段，备用。在锅内放入清水，酌情加姜末、食用油、盐，用大火煮沸，放入羊肝和菠菜，待水沸肝熟后停火调味即可。

红枣煲乌鸡

【材料】乌鸡1只，红枣10枚，桂圆肉10克，山药（干）、枸杞子各25克，陈皮2克，姜片5克，盐适量。

【做法】1.乌鸡处理干净，剁成块，放入沸水内煮5分钟，取出冲洗干净；红枣、桂圆肉、山药、枸杞子洗干净，红枣去核。

2.煲中加适量水煲至沸腾，将乌鸡、红枣、桂圆肉、山药、枸杞子、陈皮、姜片加入煲至沸腾，改小火煲3小时，加盐调味即可。

⊙ 按摩穴位，充盈身体的血库

血虚不仅仅是生血不足，还可能是气血的通道出现了问题，气血运行不畅，即使是脾胃气血生化有序，也不能被运送到四肢百骸，所以补血的同时也要注意调气血的通路，也就是经络。在我们的身体上，有几个穴位与血的关系最为密切，调理好这几处穴位，就能让身体气血充盈起来。

血海穴

血海穴是足太阴脾经上的穴位，是脾经所生之血聚集之处，有化血为气，运化脾血的功能；还有引血归经，治疗血症的功效。中医临床上有时会刺破血海穴，就是为了祛除人体内的瘀血，并促生新血。

血海穴位于大腿内侧，髌底内侧端上2寸。坐在椅子上，将腿绷直，膝盖内侧凹陷处上方有一块隆起的肌肉，肌肉的顶端处就是血海穴。

我们平时用来调理贫血，可以采取拍打或按摩的方式。每天上午9~11点之间（此时脾经当令，补血效果最好）拍打，每次10秒，连续 3~5 次；或每侧按摩 3 分钟。晚上 21~23 点再艾灸此穴。刺激血海穴不仅能补血，对妇女月经不调、痛经及因气血瘀滞引起的肥胖、关节痛等症都有效。

足三里穴

足三里穴是足阳明胃经之穴，有补益气血，培补元气，滋养脑髓的作用。是保证肝血充足的重要穴位。

足三里穴位于小腿前外侧，犊鼻穴（外膝眼）下 3 寸，距胫骨前缘 1 横指（中指）。用大拇指按揉足三里穴，每侧 3~5 分钟，以感觉酸胀为度。

气血亏虚引起的头晕、耳鸣、神经衰弱及胃动力不足的人、胃气虚的人、因用眼过度或失眠熬夜而伤肝的人，经常拍、按摩、艾灸此穴有很好的改善作用。

血海穴

在大腿内侧，将腿伸直，膝盖上方会出现凸起的肌肉，肌肉的隆起处即是

足三里穴

在小腿前外侧，犊鼻穴下 3 寸，距胫骨前缘 1 横指

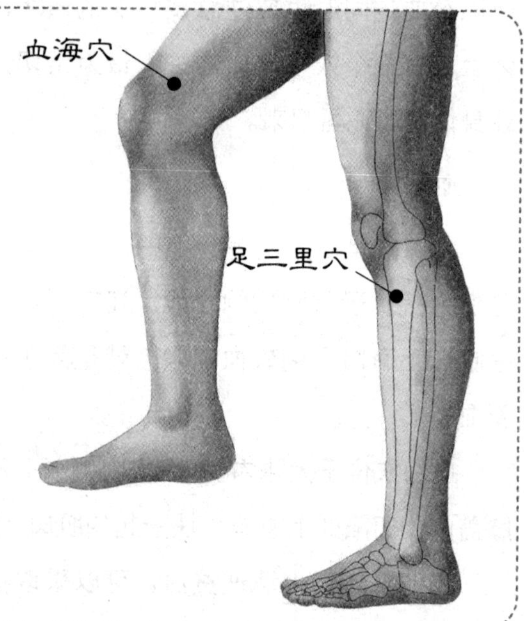

肝郁头痛，试试柴胡和玫瑰

头痛是生活中最常见的症状了，受风寒感冒，或者是熬夜休息不好时一般都会出现头痛。但还有一种头痛我们容易忽视，那就是肝郁头痛，这类头痛发作时多半为偏头痛，而且反复发作。

肝属木，性喜条达，宜疏泄。如果情志异常，会使肝气失于疏泄而致郁结，郁而化火则上扰清窍使头部出现疼痛。这类头痛还常常伴有如下症状：

· 晕眩，失眠多梦，容易惊醒；

· 情绪焦躁，易怒；

· 胸闷憋闷，喜出长气；

· 女性还可表现为乳房胀痛，经前或经后头痛，经行不畅则头痛剧烈、经行通畅则头痛减轻等症状。

对于肝郁头痛，当以疏肝解郁、理气止痛为主。中医里面有个方子叫柴胡疏肝散，疏肝理气、活血止痛效果不错。

柴胡疏肝散

陈皮（醋炒）、柴胡各 6 克，川芎、香附、枳壳（麸炒）、芍药各 4.5 克，炙甘草 1.5 克。水煎服。

柴胡善疏肝解郁；香附理气疏肝而止痛，川芎活血行气以止痛，这两味药能助柴胡以解肝经之郁滞，并增加行气活血止痛之效；陈皮、枳壳理气行滞，芍药、甘草养血柔肝，缓急止痛。诸药相合，能起到疏肝行气、活血止痛的功效。对肝气郁滞诸证，如头痛、胁肋疼痛、胸闷爱叹气、情志抑郁、易怒、嗳气、脘腹胀满等都有调理作用。

玫瑰花具有很好的疏肝解郁功效，而且是药食两用，可以用来煮粥或者泡茶，作为日常调理之用，对缓和情绪、消除郁闷、预防和缓解肝郁气滞也是很有效果的。

双花粥

玫瑰花、红梅花各5克，粳米50克。粳米淘洗干净，放入锅中，加入适量水煮粥，粥将熟时加入玫瑰花、红梅花略煮至粥熟即可。趁热服用，每日2次。

梅花也是一味开郁和中的良药，中医上常用于郁闷心烦、肝胃气痛等症。这里二花同用，可疏肝气、安心神、畅情志。

肝郁头痛源于肝气郁结、疏泄失职，所以头痛的发生常与情绪变化有关。因此，肝郁头痛不仅要疏肝理气，还要注意调畅情志，保持良好的心态和情绪，切忌暴怒或过度悲伤。情绪的大起大落以及不良情绪都可加重肝气郁结症状，同时还可使人胸闷、头痛加剧。头痛的时候，不妨多听舒缓的音乐，或闭目养神，能起到缓解作用。

心烦失眠，酸枣仁补血安神效果好

生活中，有些人睡再多都觉得困，有些人想睡都睡不着。想睡却无法入睡或睡一会儿就醒来，这就是典型的失眠症。失眠在《黄帝内经》里被定义为“目不瞑”“不得眠”“不得卧”等，认为失眠多因情志、饮食内伤、年迈、生病等伤了心神而导致的。

现代社会生活节奏快，生活和工作压力都很大，失眠症变得越来越严重，失眠者的年龄也越来越小。一项调查显示，普通成年人患失眠的比例已高达 60%，其中一半以上的失眠者超过一年。

失眠症不仅困扰我们的生活，让人整晚忍受煎熬，白天也打不起精神，更严重的是，它还与多种疾病并存，如高血压、糖尿病、心脏病等。然而，很多人并没有引起重视，即便知道自己失眠也不当回事，更别提上医院看病与治病了。

⊙ 怎样才算失眠

每个人都有偶尔睡不着觉的时候，或是因为睡太晚，或是因为晚饭吃的不合适，抑或是有事情在心里总想着，但这些并不能称为失眠症。那么什么情况才算是患上了失眠症呢？具体来说，失眠症要符合以下这些症状：

1. 失眠时间短、深度睡眠不足、入睡困难、时睡时醒、醒来后睡不着、彻夜不眠等；

2. 若是睡眠时间不够者，则多半会入睡困难、夜寐易醒，醒后难以再睡，严重者甚至彻夜不寐；

3. 若是睡眠深度不够者，则表现为夜间时醒时寐，寐则不酣，或夜寐梦多；

4. 若是睡觉时间或深度不够，则会表现出头晕、头痛、神疲乏力、心悸、健忘，甚至心神不宁等。

⊙ 失眠，是因为肝血不足

也许有人也会觉得奇怪，失眠明明属于神经系统病变，怎么会和肝扯上关系呢？

中医认为，肝藏血，主疏泄。人体气血是否充盈、流通是否顺畅与肝有着密不可分的关系，肝血充盈，肝能正常疏泄，气血平和，肝的阴阳也能保持平衡，睡眠自然香甜；若是肝血不足，则肝不能正常疏泄气血，气血失调，肝阴与肝阳强弱不一。血不能养肝、肝气升发太过，肝的火气也会上炎，从而导致心神不安，引发失眠。

另外，睡眠有一定的生物节律性，在中医学里，生物节律性的调控必须通过肝藏血来完成。肝血充足，才能调节各脏腑组织器官的血流量及其功能，从而保证睡眠质量；五志受损、劳逸失调等均会导致肝血不足，从而打破人的生物节律性，导致失眠。

所以，要想不失眠，我们就要学会自我调节情绪，保持心态平和，懂得分散注意力来排解郁闷，这样气血才能传遍周身，才能摆脱失眠的困扰，所谓“先睡心，再睡眠”大概就是这个道理吧！

⊙ 酸枣仁安神还能补肝血

酸枣仁是一味很好的养肝助眠中药，具有养肝、宁心、安神、敛汗的功效。治虚烦不眠、惊悸怔忡、烦渴、虚汗等。我国最早的一部药书《神农本草经》中记载："补中益肝，坚筋骨，助阴气，皆酸枣仁之功也。"明代李时珍《本草纲目》中也记载，枣仁"熟用疗胆虚不得眠，烦渴虚汗之症；生用疗胆热好眠，皆足厥阴少阳药也。"

用酸枣仁治疗血虚失眠，最有名的莫过于东汉张仲景创制的名方酸枣仁汤了。其《金匮要略》记载："虚劳虚烦不得眠，酸枣仁汤主之。"

酸枣仁汤

酸枣仁 18 克，甘草 6 克，知母 12 克，茯苓 6 克，川芎 6 克。

水煎服。

本方具有清热除烦、养血安神之功，主治肝血不足、虚热扰神证，如失眠心悸、虚烦不安、头目眩晕、咽干口燥等。

酸枣仁还有更简单的用法，那就是泡茶或煮粥。

酸枣仁茶

每天早晨 8 点以前，取绿茶 5 克用开水冲泡两次，饮服，8 点以后不再饮茶；同时将酸枣仁炒熟后研成粉末，每晚临睡前取 10 克用开水冲服。连续服用 3~5 天，即可见效。

酸枣仁粥

将酸枣仁 30 克放入砂锅中，加入 1500 毫升清水，用小火煎汤，煎至剩余 1000 毫升的水时滤去药渣，留下药汤。将 50 克大米淘洗干净，放入药汤中，小火慢熬，待米熟粥稠时即可关火。

此方能补肝血、去肝火，有利于改善失眠症。

⊙ 按摩助眠效果好

按摩也是放松情绪、助眠的有效方法。可以取头部的太阳穴和印堂穴，按起来非常方便。

太阳穴位于两侧眉梢外凹陷处。可将双手拇指指腹置于两侧的太阳穴上，然后按照顺时针方向转圈按揉。每次按摩 5 分钟左右，力度以感觉太阳穴处温热即可。

印堂穴位于两眉头连线的中点处。将食指置于该穴位处，上下来回推擦。每次按摩 3~5 分钟，力度以不感觉疼痛为宜。长期坚持按摩印堂穴，有利于放松精神、舒缓压力，进一步改善失眠。

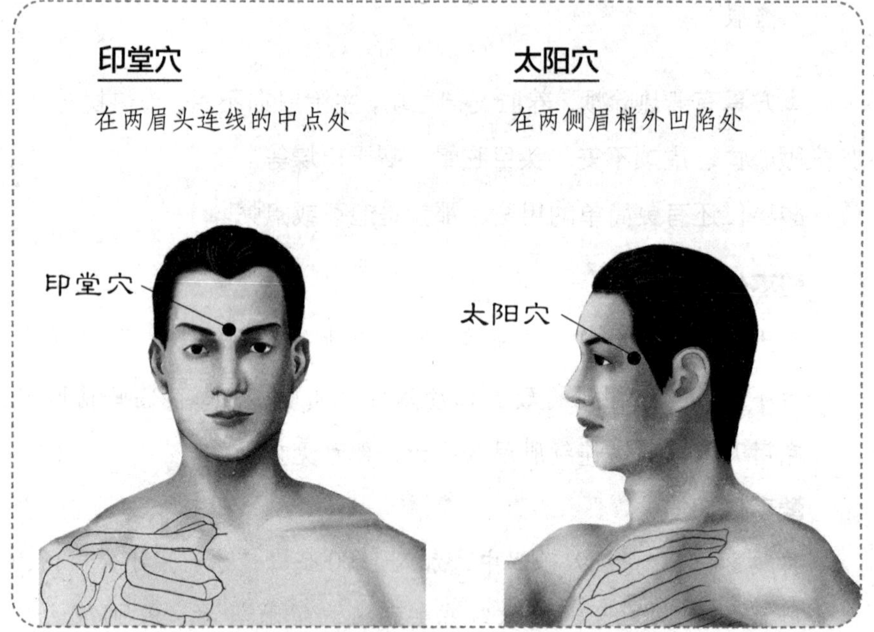

脂肪肝常喝山楂决明茶

脂肪肝是现代人常见的疾病之一。虽然中医里没有“脂肪肝”这一病名，但根据脂肪肝的临床表现，可归属于“胁痛”“肝壅”“积证”“痞满”“痰痞”等病症范畴。一般认为，肝气郁结，疏泄失常，以致气机阻滞，横逆犯胃，气病及血，而致血流不畅导致本病。

肝脏是人体重要的一个器官，它具有疏泄功能，如果肝脏的疏泄功能受到影响，或是长期抑郁不畅就会出现肝气郁结现象。肝气郁结会使肝脏的疏泄功能出现异常，身体的气血运行不畅，导致肝脏代谢失常，肝细胞对脂肪酸的代谢出现障碍，就会导致脂肪肝。

肝气郁结所致的脂肪肝会有胸闷、腹胀、倦怠乏力、恶心呕吐、便秘、面色萎黄等表现。

此外，肝气郁结，肝功能失调，还会影响脾的运化功能，脾失运化，水湿贮留，日久生痰，会导致痰湿交结，内郁于肝胆而导致脂肪肝。这类脂肪肝也是非常普遍的，一般表现为形体肥胖、肝区疼痛，常伴有口渴、肝病或糖尿病等。

⊙ 肝气郁结可多吃山楂

肝气郁结型脂肪肝要注意疏肝解郁。平时可以多食用具有疏肝理气作用的食物，如金橘、萝卜、山楂、佛手等。

山楂入胃后，能增强酶的作用，促进肉食消化，有助于胆固醇转化，山楂所含的熊果酸，能降低动物脂肪在血管壁的沉积。对于脂肪肝或是肥胖者来说吃些山楂、山楂片、山楂丸或用山楂泡水喝等，均可消食去脂，是很好的保肝食品，而且还具有降低血压、血脂的作用。

山楂可以煮粥，也可以泡茶饮用。不过有胃病的人要慎食山楂，有些人用山楂泡茶喝，喝了一段时间后，没等脂肪肝和血脂下降却先喝出了胃病，是得不偿失的。

山楂决明茶

山楂 30 克，决明子 15 克，加沸水 1000 毫升，闷泡片刻后代茶饮，每天 1 杯，冲饮至味淡。

伴有高血压者，可以将决明子换成荷叶，降压降脂效果也很好。

⊙ 快速减肥减不掉脂肪肝

有些肥胖的人查出脂肪肝后，采取所谓“饥饿疗法”，使体重在短时期内迅速下降，意图把脂肪肝快速“饿掉”。减肥确实有利于脂肪肝的治疗，但如果减肥太快，脂肪运动得过快、过猛，超过了机体的代谢能力，会使脂肪酸大量释放，反而“跑”入肝脏、心脏等脏器并沉积下来，加重肝脏的炎症，可能使肝细胞坏死、肝功能受损。

因此，渐进减肥才是有效的做法。正确的减肥方法是：控制饮食，不要吃太饱，适当锻炼身体，并改变不良生活方式，不饮酒。这样就能逐渐把体重控制在正常范围内。

还有一点要注意，就是脂肪肝不光是光顾肥胖者，瘦人也会得。因为肝脏是人体的新陈代谢中心，如果人太瘦，特别是营养不良，蛋白质缺乏，就会导致极低密度脂蛋白合成减少，这样就会造成肝脏分解甘油三酯发生障碍，使脂肪在肝内堆积起来，脂肪肝也就产生了。有些女性为了追求苗条的身材而长期节食，三餐只吃蔬菜和水果，是很容易患上这类营养不良性脂肪肝的。

⊙ 弄清病因好治疗

需要注意的是，引起脂肪肝的原因有很多，如饮食不节、过量饮酒、过度减肥等，这里只针对与肝脏有关的两种常见病因进行分析，并不能完全涵盖。因此，当体检出脂肪肝时，应找出原因，对症治疗。

例如，长期大量饮酒者应戒酒；营养过剩、肥胖者应严格控制饮食，使体能恢复正常；有脂肪肝的糖尿病人应积极有效地控制血糖；营养不良性脂肪肝患者应适当增加营养，特别是蛋白质和维生素的摄入。还有一些患者是因长期服用某些药物引起脂肪肝，如类固醇激素、生长激素、某些镇静安眠药等，或经常接触苯、砷、四氯化碳等化学药品引起。只有明确了病因，才能从根本上解决脂肪肝的问题。

值得欣喜的是，脂肪肝不同于其他肝病，只要调理得当，其病情是完全可以逆转的。所以不论你的脂肪肝处于什么进程，只要积极治疗，并配合饮食、运动，都能向好的方向转化。

舒畅的心情是防治乙肝的良药

乙肝是由乙型肝炎病毒引起的一种传染病，具有“皆相染易”的特点。

肝主疏泄，其疏泄功能并不局限于脾胃气机的调畅运化，还涉及到精神活动、物质代谢、血液运行、女性月经、神经内分泌等一系列活动，因此，肝功异常除影响脾胃功能外，还会累及其他脏器。

比如，肝血虚可致肾精不充，可累及肾，（如肝功能衰竭可合并急性肾衰竭等），故有“养肝必先滋肾，补肾即所以补肝”之说。再如，肝主藏血，心主血脉和主神志，故在乙肝病程中可出现鼻出血、皮肤出血等肝血失藏症状以及胁疼等，甚至会出现神志异常。神志异常说明肝病可累及心，所以肝病一定要及早治疗，拖延对身体的危害是相当大的。

⊙ 乙肝的调养原则

乙肝是传染病，所以防护是很重要的。《黄帝内经》中说：“正气存内，邪不可干”，又说：“恬淡虚无，真气从之；精神内守，病安从来”。意思是说，增强机体免疫功能，是预防疾病的重要方法，精神调摄对于预防疾病也是有重要意义的。

对于乙肝患者来说要注重从以下三个方面进行调养。

1. 保持心情舒畅

中医治疗任何疾病，历来都重视对情志的调摄，特别是对一些久延不愈的慢性疾病尤为重要。“人有五脏化五气，以生喜怒悲忧恐”，正常的情绪活动，产生于五脏，如果情绪剧烈、持久，则又会反过来伤害五脏的气血阴阳。因此，乙肝患者务必保持心情豁达开朗，不要因经久不愈而过分恐惧、紧张。只有心情舒畅，情绪愉悦，合乎肝脏“舒展条达”这一生理特性，才会尽早让肝好起来。

2. 饮食清淡

中医认为肝与脾胃，不论生理功能还是在病变过程中，都是息息相关的，一荣俱荣，一损俱损。乙肝的临床表现往往是以中焦脾胃症状为主，如食欲下降、恶心、胸闷等。所以注意饮食调理，保持脾胃功能正常是防治乙肝十分重要的环节。

3. 注意保护肾气

《黄帝内经》中说：“阴者藏精而起亟也，阳者卫外而因也”“精者身之本”，阴精是滋生和化生阴气的基本物质，阴精不足，或后天亏损过度，势必导致人体正常生理功能减退，抗病功能低下。“精不泄，归精于肝而化精血。”乙肝病程越长，症状越严重，机体的精血越是亏损得多，所以固肾气对乙肝患者是很重要的。固肾气一是要饮食得当，二是要节制房事，三是要适当运动，以使肾阳充固。

⊙ 调理乙肝的实用方

中医治疗乙肝，常用一贯煎。

一贯煎

生地黄 30 克，北沙参、麦冬、当归各 10 克，枸杞子 12 克，川楝子 5 克。水煎，取汁 250 毫升，每日 1~2 剂。

这个方是基本方，由于乙肝的中医临床证型各不相同，所以在使用过程中会辨证加减。具体用法还是要请中医师诊断之后开方。

对于慢性迁延性乙肝，还要特别注重调理脾胃，因为“见肝之病，知肝传脾，当先实脾”，故肝病治疗应将顾护脾胃放在首位。可以适当使用党参、砂仁、山药、扁豆等益气升阳、醒脾健中的中药。

西医治疗乙肝主要是杀灭肝病毒，中医也强调解毒，所以一般开方会常用白花蛇草、蒲公英、板蓝根、野菊花、虎杖、苦参、半枝莲、败酱草、鱼腥草、连翘等。不过这类解毒药不宜常用，因为“邪之所凑，其气必虚”，患病者体虚，这类清热药使用不当很容易伤阴。

下面介绍两个解毒茶方，乙肝患者可以在医师指导下适当服用。

1. 鲜蒲公英 500 克，水煎服，不拘时，连服 15 日。

2. 茶叶 15 克，板蓝根、大青叶各 30 克，水煎服，每日 2 次，连服 2 周。

慢性肝病多兼有气郁之证，所以治疗时还要注意疏肝理气，但不可疏泄太过，以免有损肝体。应选取轻疏柔和而不伤阴的中药，常用的有砂仁、郁金、佛手、合欢花、绿萼梅、麦芽等。不过，具体怎么用还是要请医师指导为好。

积极应对，别让肝硬化继续

肝硬化是由一种或多种病因长期或反复作用形成的弥漫性肝损害。在我国大多数为肝炎转化而来，少部分为酒精性肝硬化。

肝硬化一般起病缓慢，症状隐匿。肝硬化初期，往往并无任何症状，部分患者会出现乏力、食欲不振、体重减轻、腹胀、腹泻、皮肤瘙痒及低热；部分患者可见面色黝黑、巩膜轻度黄疸、肝掌及蜘蛛痣、双下肢水肿，肝脏多不可触及，脾脏可有不同程度的肿大；还有的人会出现匙状指、杵状指或扁平指。酒精性肝硬化患者还可见到腮腺肿大及手掌红斑。

肝硬化是肝病中较为严重的一种，如果不积极治疗，晚期很容易发生癌变。

⊙ 肝硬化的调养

因为肝硬化多数是由肝炎转化而来，所以调养方面，还是遵循肝炎的调养方法。此外，还要注意以下几点。

1. 静养，必要时卧床休息

肝为人体代谢和合成蛋白的主要器官，肝硬化时，各类血管间失去正常联系，肝细胞内营养障碍，导致肝功能代偿不全，从而出现一系列生理性病变，如内分泌紊乱、蛋白倒置等。过量活动会增加肝细胞的负担，加重病情。因此，患者不应过劳，必要时应卧床休息。

从中医来看，肝为阴脏，主动喜静。因肝藏血却又赖以养，动则血行，静则血止，也即“人卧血归于肝”。当机体剧烈活动或情绪激动时，肝脏把其所贮存的血向机体外围输布，以供机体需要；当机体休息时，全身活动较少，机体外围血液需求量相对减少，部分血液归藏于肝，以达到养肝和恢复肝功能的目的。

2. 保持平和的情绪

肝硬化患者往往易烦躁激怒，或者是产生忧郁、思虑、悲伤的情绪。烦躁激怒会使内分泌发生改变，使肝细胞愈加受损；而忧郁、思虑、悲伤等情绪则可导致肝气郁结，气滞则血瘀，会使肿块变大。所以患者在配合医生治疗的同时一定要保持心情的通达。

3. 必须禁酒

有人认为少量饮酒或偶尔饮酒并无大碍，其实不然，任何含有酒精的溶液，即使含量再小，进入人体后都需要肝脏分解，分解过程会使肝细胞因缺氧而坏死和纤维化。此外，酒精能抑制细胞所合成的糖蛋白和白蛋白的分泌排出，在肝脏本就纤维硬化时，再饮酒，无疑会加重肝脏负担。

⊙ 饮食调养

肝硬化患者肝功能非常弱，所以饮食方面一定要以天然、新鲜食物为主。饮食要有营养、易消化，可以多吃富含维生素和矿物质的新鲜瓜果、蔬菜、适量瘦肉、淡水有鳞的鱼及兔肉等。凡是腌腊、辛辣、烧烤、肥腻食物均不宜多食，最好是禁食。

肝硬化出现腹水期间，可以适当吃些具有利水作用的食物，如红小豆、茯苓、鲤鱼、鲫鱼等。

茯苓鲫鱼汤

鲫鱼 500 克，猪苓 10 克，冬瓜皮（干）30 克，姜、盐各适量。将鲫鱼去鳞，鳃及内脏，洗净；茯苓、冬瓜皮、生姜洗净。把全部用料（盐除外）一起放入锅内，加清水适量，大火煮沸后，小火煮 3 小时，加盐调味即可 。

红小豆牛肉汤

牛肉250克，红小豆50克，花生仁（生）50克，盐适量。将红小豆、花生仁洗净；牛肉洗净，切块。把全部用料（盐除外）一起放入锅内，加清水适量，大火煮沸后，改小火煮2小时，加盐调味即可。

⊙ 按摩调理情绪

肝病患者普遍情绪不好，心情烦闷的时候不妨做做按摩，是很有好处的。

1. 按摩两侧胸肋

仰卧，双手五指略分开，形如梳妆，从胸正中向两肋侧，分别顺肋骨走向梳理开，双手对称，着力和缓。每日 1~2 次，每次 5~10 分钟，可疏通经络、宽胸顺气，对肝病胸胁郁闷有一定的缓解作用。女性患者不宜用此手法。

2. 按摩胸壁

用双手自上而下抹胸部，作用力一般开始时轻，中间重，结束时轻。如此反复约 30 下，每天 1~2 次，可清心宁神、畅通血脉，加速酒精在肝脏内的代谢分解，适用于酒精性肝硬化。

高血压也要从肝上找原因

高血压病是目前发病率非常高的一种慢性病，此病本应是老年慢性病，但现在低龄化趋势非常明显，有的青少年就得上了高血压，是很令人痛心的。高血压本身不是一种疾病，但引发的后果却是非常严重的，比如中风、心脏病、血管瘤、肾衰竭等。

⊙ 肝阳上亢型高血压最常见

引发高血压的原因是多种多样的，如遗传因素、饮食因素，其他疾病影响等。这里我们主要关注一下与肝的关系。

高血压与肝有什么关系呢？我们看到，很多高血压病有一种常见的症状——眩晕。眩晕症，历代医家论述颇多，《黄帝内经》中说："诸风掉眩，皆属于肝"。现代医家也多认为，高血压病证多属阴虚阳亢。"人年四十而阴气自半"，烦劳操持，脏阴暗耗，就会致水不涵木，木失所养，则肝阴不足，肝阳偏亢。

肝阳上亢型高血压，除了血压升高兼眩晕、头痛外，一般还会伴有双目胀痛、面红耳赤、烦躁易怒的症状。

当然，眩晕也与"上气不足""髓海不足"，以及"痰"等有关，风、火、痰、虚皆可致眩晕。此处不细述。

⊙ 平肝熄风食疗方

对于肝阳上亢型高血压，中医上多用平肝熄风之法。下面介绍几种平肝熄风食疗方和茶饮方。

菊花粥

菊花 10 克，粳米 100 克。将菊花磨成细末备用。粳米淘净放入锅内，加清水适量，用大火烧沸后，转用小火煮至半成熟，再加菊花细末，继续用小火煮至粥成。每日 1 次，晚餐食用。

芹菜粥

连根芹菜 120 克，粳米 100 克。将芹菜洗净，切段，粳米淘净。芹菜，粳米放入锅内，加清水适量，用大火烧沸后转用小火煮至粥成，加少许盐调味即成。

绿豆海带粥

绿豆、海带各 100 克，粳米适量。将海带切碎与粳米同煮成粥。可长期当晚餐食用。

菊楂钩藤决明饮

杭白菊 6 克，钩藤 6 克，生山楂 10 克，决明子 10 克，冰糖适量。钩滕、决明子、山楂煎汁约 500 毫升，冲泡菊花，调入冰糖，代茶饮。

如果是脾胃虚寒经常腹泻的人，不宜多饮菊楂钩藤决明饮，一周两三次就可以了。其余几款食疗方用的都是药食两用之品，可以代餐常食。

⊙ 按摩手足调血压

人的足部与全身脏腑经络关系密切，有“第二心脏”之称。刺激足部可以调整人体全身功能，调治多种脏腑病变。特别是足心的涌泉穴，刺激之后会带动全身气血通畅，对于调理高血压是很有效果的。

涌泉穴在我们蜷足时足前部凹陷处。平时除了按揉，还可以艾灸。将吴茱萸磨成粉，加醋调和成饼，在药饼上扎几个眼，然后贴到涌泉穴上，再点燃艾条熏灸涌泉穴。每日 1 次，每次 15 分钟，长期坚持，调理血压是很明显的。

另外，我们的手掌也聚集着众多的反射区，特别是掌心有心包经劳宫穴，对防治高血压病、失眠、多梦等有很好的疗效。平时没事的时候可以用一只手的拇指指腹用力按揉另一只手的掌心，揉到发热为止。

按摩手足也不一定要按到什么穴位，因为这两处反射区密集，无论按到哪里都有很好的畅通气血的作用，气血畅通，再配合饮食、运动等调理，血压就能得到稳定。

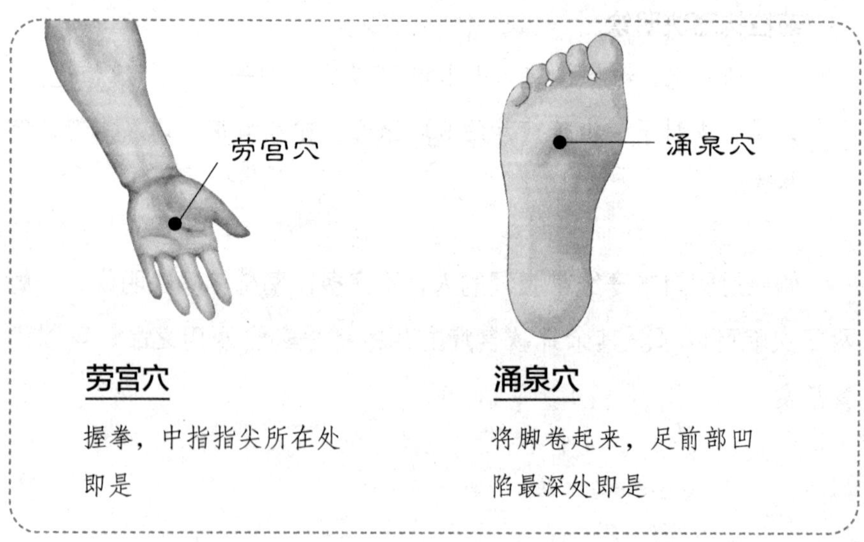

劳宫穴

握拳，中指指尖所在处即是

涌泉穴

将脚卷起来，足前部凹陷最深处即是

心情好，乳腺增生就能消

与乳房相关的病症不容易被人察觉，加上不少女性对它并非真的了解，所以女性乳房健康问题非常普遍，常见的就有乳房胀痛、肿块等。乳房胀痛并不只是月经来潮的信号，也可能是乳房疾病的警示；乳房肿块虽然不痛不痒，也可能是乳房疾病的预反映；乳腺增生也是很容易被无视的疾病。

乳腺增生是西医的说法，在中医里被称为“乳癖”“乳粟”“乳中结核”等，专指乳腺上皮和纤维组织增生。乳腺增生是女性最常见的乳房疾病。

⊙ 疏泄不畅、情志不畅，乳房有疾患

引起乳腺增生的原因有很多，如脾虚，运化功能失常，聚湿为痰而致；或过量食用辛辣肥甘厚味，使湿热聚结而致；或情绪压抑、忧思过度，郁而成痰，进而导致痰湿结聚，气血凝滞而形成肿块。其中肝郁气滞所致乳腺增生最为常见。

中医认为，“女子以肝为先天。”肝主情志，七情伤肝，直接影响肝的条达。情志不遂，或受到精神刺激，忧思恼怒等，均可导致气机阻滞，蕴结于乳房，使乳络经脉阻塞不通，进而引起乳房肿块疼痛，也就是乳腺增生。

这类乳腺增生主要表现为月经先期或行经期乳房肿痛，随喜怒消失；一侧或双侧可触及大小不等的串珠状节结，肿块多为绿豆大节结，或成粗条索状，质韧不坚硬，按之可动；月经周期不足，经量较多，胸闷嗳气，精神抑郁，心烦易怒。

肝郁气滞导致的乳腺增生，要以疏肝解郁为主，平时要学会控制自己的情绪，保持愉快的心情，使身体气机畅达，同时可多吃具有疏肝理气作用的食物，如陈皮、玫瑰、西红柿、白萝卜、柴胡、山楂、合欢花等。

夏枯草当归乌鸡汤

乌鸡1只，与夏枯草、当归、香附各10克炖煮至鸡肉熟烂，加盐调味食用。

玉米丝瓜络羹

玉米粒100克，与丝瓜络50克、橘核10克一起水煎1小时，加鸡蛋搅匀，加冰糖调味，每周2~3次。

金橘叶茶

将金橘叶（干品）30克放入砂锅，煎煮15分钟，取汁代茶饮。

橘饼饮

将金橘饼50克切碎，加适量水，用中火煎煮15分钟。早、晚分服，并嚼食金橘饼。

香橼方

将香橼100克晒干，研成细粉，装瓶备用。每日2次，每次取香橼粉5克，用适量黄酒加温开水送服。

除了情绪，其他因素，如女性高龄生育、不生育、有过人流经历、夫妻生活不和谐及过度食用高脂肪、高能量、富含雌激素的食物，错误的穿衣方式，如佩戴过紧的胸罩、穿过紧的内衣等，也都可能导致或加重乳腺增生。

⊙ 自我按摩能改善增生

适当按摩乳房，有利于疏通乳房经脉，促进气血循环，改善肝的疏泄功能，进而预防和辅助治疗乳腺增生。具体操作手法如下：

1. 按摩右侧乳房，将右手抬起与右耳同高，前臂向前与身体垂直；左手掌根与掌面从胸部正中位置出发，横向推按右侧乳房直至腋下，返回时五指指腹将乳房组织带回，反复推按 50 次左右，再换左侧同样操作。

2. 右手掌面从左侧乳房上部一直推至乳房根部，再原路退回，反复操作 50 次左右，再换左手掌面操作。

3. 若是有乳房肿块，则用一手小鱼际处从乳房肿块处发力，由乳根向乳头方向缓慢推按，反复操作 5 次，感觉局部温热为宜。

以上按摩方法，可以每天进行一次。

⊙ 乳房触诊，及早发现增生

乳腺增生位于乳房上，此处乳腺组织较多，如果症状不明显或者增生不大，一般不容易被发现。所以定期检查是很有必要的。乳腺检查也没必要去医院，自己在家就能进行。具体方法如下：

1. 看

面对镜子双手下垂，仔细观察乳房两边是否大小对称，有无不正常突起，皮肤及乳头是否有凹陷或湿疹。

2. 摸

右手上提至头部后侧，用左手检查右乳，用手指指腹轻压乳房，感觉是否有硬块，由乳头开始做环状顺时针方向检查，至全部乳房检查完为止，用同样方法检查左侧乳房。

3. 躺

平躺下来，右肩下放一个枕头，将右手弯曲至头下，重复“触”的方法，检查右侧乳房。用同样的方法检查左侧乳房。

4. 拧

除了乳房，还要检查腋下有无淋巴肿大，最后再以大拇指和食指压拧乳头，注意有无异常分泌物。

以上检查，需要定期进行，一般每月 1 次就行。自查最佳时间应选择在月经过后或两次月经中间，此时乳房比较松软，无胀痛，容易发现异常；已绝经的女性可选择每月固定的时间进行。自查中如发现异常或与以往不同体征时应及时到医院就诊。特别是 40 岁以上的女性，如果有乳腺增生，应该每年去医院做一次专科检查，必要时做 B 超、红外线乳透或钼靶照相检查。

⊙ 乳腺增生与乳腺癌

乳腺增生呈肿块状，很多女性一听到肿块，就很担心，会联想到乳腺癌，其实乳腺增生和乳腺癌之间是有很大区别的，可以通过下面几种方法来进行鉴别。

1. 摸软硬

乳腺增生病的乳房肿块质地一般较软，或中等硬度，常会同时或相继在两侧乳房发现多个大小不一的肿块，可为结节状、片块状或颗粒状，肿块是活动的，与皮肤及周围组织无粘连，大小形状也会随月经周期及情绪变化而变化，肿块生长缓慢。

乳腺癌的乳房肿块质地则较硬，肿块大多为单个的，一般呈圆形、卵圆形或不规则形，易与皮肤及周围组织发生粘连，所以活动度差，肿块与月经周期及情绪变化无关，可在短时间内迅速增大。

要注意的是，女性乳房是凹凸不平的，许多女性自己摸到的肿块只不过是正常乳腺凸起的区域，在每次月经到来前，这些肿块会变得更加明显更容易触及，这并不属于乳腺增生。

2. 看痛不痛

乳腺增生往往比较疼痛，而乳腺癌是一般无痛感，乳腺癌造成的疼痛，通常是到后期影响到了外面的包膜，或者累及到皮肤才引起的。

3. 观察局部皮肤改变

月经干净以后 7~10 天，对着镜子做检查，看看乳房上有没有局部皮肤的改变，如果局部皮肤往里陷、乳头内陷，可能就是乳腺癌的一些特征，要上医院做进一步诊断。

痛经、月经不调，要疏肝养血

月经因每月出现1次而得名，即有规律、周期性的子宫出血现象。虽然月经令人恼火，但月经却能使女性的循环系统和造血系统得到“锻炼”的机会。

既然月经是有规律可循的，那么月经周期不正常就可以看成是月经不调的重要表现。那这是不是就意味着只要生理周期一有改变，就是月经不调了呢?

事实上，平均每25天来一次月经是女人最理想的生理周期，但只要保持在22~35天之间也属于正常范围。而且女人过了35岁，生理周期会因为激素变得敏感而有所改变，但只要周期稳定、没有明显的不适症状，且在科学范围内，就不必过度担忧。

具体来说，月经不调症状表现如下：

月经周期改变，月经量多，月经血块过多，阴道不规则出血；同时会伴有情绪低落，全身乏力，腰酸背痛，失眠心烦，爱发脾气等症状。

除了月经周期，经量、经色、经质一旦发生异常状况就有可能月经不调了，甚至倒经、逆经、经前吐血或鼻出血等都属于月经不调。有的女性长期久坐，血液就可能被阻塞在一个区域里而得不到及时地排出，从而使得经血有血块或颜色较深。

总之，每个人的体质不同，身体状况也不同，所以月经来潮所呈现的情况也会有所区别，月经失调与否其实本人会更清楚。可惜，现实生活中总有些稀里糊涂的女人，建议女性朋友们，当发现自己出现月经不调的症状时，务必要及时到正规医院就诊，以免因这小小的月经失调带来健康大问题。

⊙ 月经不调与肝有关

中医认为，月经不调与肝有关，肝血亏虚、肝气郁结、肝火旺盛等都会引起月经不调。我们知道，肝是人体的血库，贮藏人体所需的血液，并由肝的疏泄作用输于全身，使脏腑、四肢、五官等得以保持正常的生理功能。

若肝血亏虚，肝的疏泄功能失调，月经也会跟着失调；若肝气郁结，肝血无法被输送到胞宫，月经失调也就在所难免。月经不调看似很平常，但若长期坐视不管，就会容颜易损，甚至还会招惹上不孕这个大麻烦。

以疏解肝郁法治疗痛经，方法很多，这里推荐一款青皮山楂粥。

青皮山楂粥

取青皮 10 克，生山楂 30 克，大米 100 克。将青皮、山楂放入砂锅中，加入适量水煎煮，去渣取汁，再与大米一起加水，用小火慢炖至米烂粥稠。每日 1 剂，早晚分服。

青皮就是青色橘子的皮，有疏肝破气、消积化滞的功效。主治肝郁气滞之胁肋胀痛、乳房胀痛，以及气滞血瘀所致的月经不调、痛经等。

⊙ 花朵调经，让女人如花

女人如花，说的是女人像花朵般娇嫩，调养不到位很容易枯萎。实际上，用花朵来调养女性身体，也是很有效果的。

◎**牡丹花**：将红牡丹花根与甜醪糟一起煮着吃，可治血瘀型月经不调。

◎**月季花**：将月季花泡茶，再调入红糖冲服，可缓解月经不调引起的痛经不适。

◎**山茶花**：性凉味甘苦，将山茶花泡茶饮用，有利于疏肝化瘀，防治痛经。

◎**红高粱花**：将红高粱花与红糖一起泡水喝，专治月经提前、经量多等月经不调之症。

◎**红花**：将红花与绿茶一起加水冲泡或煎煮，并加入白砂糖调味饮用，有利于改善月经不调之月经量少、小腹胀痛等。

◎**杜鹃花**：将杜鹃花与大米一块煮粥食用，适用于肝郁型月经不调者。

⊙ 三阴交是调经要穴

调理月经有一个很有效的穴位，叫做三阴交穴。三阴交穴，是足太阴脾经的腧穴，是肝、脾、肾三经的交会穴，肝脾肾三脏，都位于人体的中下焦，而中下焦，关乎人体的生殖。

另外，肝脾肾三脏，主生血、统血和藏血，而女子以血为先天。女性每月一次排出经血的规律与否，就是女性身体健康与否的表现。血足，血的排泄正常，女性的身体、生殖功能才能保持正常。所以按揉这个穴位，不仅能调理经血，对于各种女性问题都有作用。

三阴交穴位于腿部内踝尖直上 3 寸的位置，在内踝尖上约 4 指宽的位置，按压有一骨头为胫骨，在胫骨后缘靠近骨边凹陷处就是三阴交穴。

在每天中午 11 点脾经当令时，21~23 点三焦经当令时，分别按揉三阴交穴 2~3 分钟，力度以感觉酸胀为宜。坚持一段时间，月经不调、痛经、贫血、失眠等问题就会大有改观。

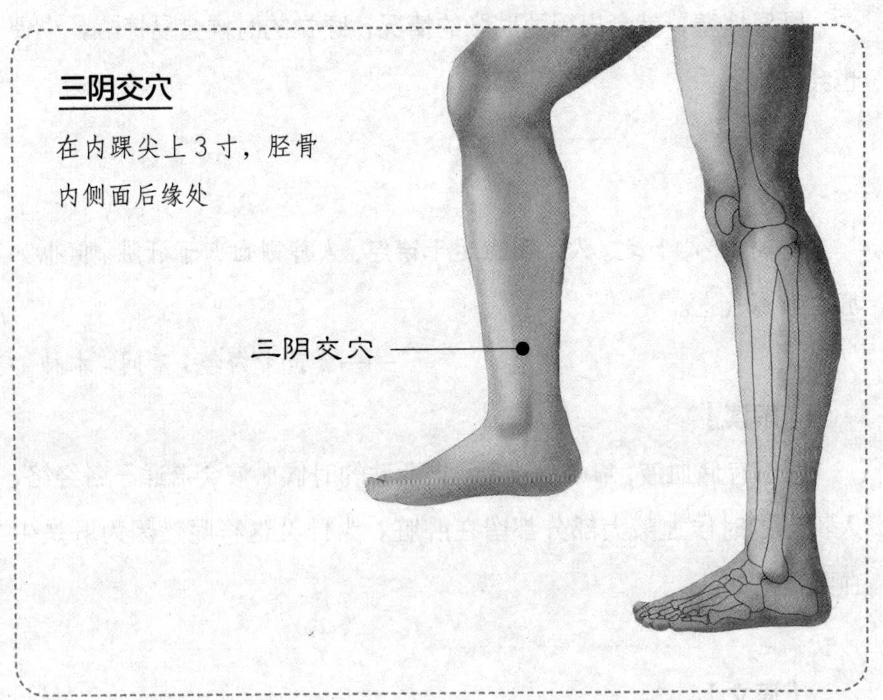

附录：《黄帝内经》养肝智慧语录

【原文】

肝壅，两胁满，卧则惊，不得小便。

——《黄帝内经·素问·大奇论》

【解读】

肝经堵塞，就会出现两肋胀的情况，睡觉的时候会易惊醒，小便也会困难。

【原文】

肝藏血，心行之。人动则血运于诸经，人静则血归于肝脏。何也？肝主血海故也。

——《黄帝内经·素问·本神》

【解读】

肝脏存储血液，靠心气推动。人活动的时候血液会流通于各经络，人不动的时候血液大部分都留在肝脏。为什么这样呢？因为肝是生血藏血之处。

【原文】

七八，肝气衰，筋不能动，天癸竭，精少，肾脏衰，形体皆极。

——《黄帝内经·素问·上古天真论》

【解读】

人到了“七八”（56岁左右），若不能很好地养护肝脏，筋骨活动多半会受限。气血枯竭，精气减少，肾脏衰竭，身体衰老。

【原文】

肝气热，则胆泄口苦。——《黄帝内经·素问·痿论》

【解读】

如果肝火旺，气机紊乱，胆就难以正常地储存并排泄胆汁，于是胆汁就会逆行，所以口中会发苦。

【原文】

肝者，罢极之本，魂之居也；其华在爪，其充在筋，以生血气，其味酸，其色苍，此为阳中之少阳，通于春气。

——《黄帝内经·素问·六节藏象论》

【解读】

肝脏是耐受疲劳的根本，它能贮藏血液，并根据人体活动的需要而调节血量，肝血充足，人就不容易疲劳，由于“魂”必须藏在血液中，因此，也可以说肝脏是藏魂的地方。肝的精华反映在爪甲上，肝血充足，爪甲坚厚，筋也柔韧有力，肝又能生养血气，其味酸，其色青苍，肝的部位在腹腔，属阴，但又有发散上升的性质，故称为“阴中之少阳”，与四时中阳气初生的春季相通应。

【原文】

肝气通于目，肝和则目能辨五色矣。

——《黄帝内经·灵枢·脉度》

【解读】

肝开窍于目，肝气与目相通，目之所以能发挥其视觉功能，都是源于肝经气血的濡养。

【原文】

肝色青，宜食甘，粳米牛肉枣葵皆甘。

——《黄帝内经·素问·藏气法时论》

【解读】

五色之中，肝与青色对应，应当食用甘味食物，粳米、牛肉、大枣、葵都是甘味食物。

【原文】

五味所禁：辛走气、气病无多食辛；咸走血，血病无多食咸；苦走骨，骨病无多食苦，甘走肉，肉病无多食甘；酸走筋，筋病无多食酸。是谓五禁，无令多食。

——《黄帝内经·素问·宣明五气》

【解读】

五味的禁忌：辛味走气，所以与气相关的病不可多食辛味；咸味走血，所以与血相关的病不可多食咸味；苦味走骨，所以与骨相关的病不可多食苦味；甜味走肉，所以与肉相关的病不可多食甜味；酸味走筋，所以与筋相关的病不可多食酸味。这就是疾病的五禁，要自我克制，不能多食。

【原文】

人或恚怒，气逆上而不下，即伤肝也。

——《黄帝内经·素问·本病论》

【解读】

过度发怒，会引起肝气上逆，肝阳上亢或肝火上炎，从而耗伤肝的阴血。

【原文】

人卧血归于肝，肝受血而能视，足受血而能步，掌受血而能握，指受血而能摄。

——《黄帝内经·素问·五脏生成》

【解读】

人静卧的时候血会回流肝脏，肝血足，眼睛才能够看得清，脚受到肝血的濡养才可以走路，手受到肝血的濡养才可以抓握，指头受到肝血的濡养才可以拿住东西。

【原文】

诸风掉眩，皆属于肝。

——《黄帝内经·素问·至真大要论》

【解读】

身体的各种“风”象，如抽搐、头晕、目眩等，都与肝有关系，需要从肝来治疗。

【原文】

病在肝，愈于夏；夏于愈，甚于秋；秋不死，持于冬，起于春，禁当风。肝病者，愈在丙丁；丙丁不愈，加于庚辛；庚辛不死，持于壬癸，起于甲乙。肝病者，平旦慧，下晡甚，夜半静。且欲散，急食辛以散之，用辛补之，酸泻之。

——《黄帝内经·素问·藏气法时论》

【解读】

肝脏有病，在夏季当愈，若至夏季不愈，到秋季病情就要加重；如秋季不死，至冬季病情就会维持稳定不变状态，到来年春季，病即好转。因为风气通于肝，所以肝病最禁忌受风。有肝病的人，病愈当在丙丁日；如果丙丁日不愈，到庚辛日病就加重；如果庚辛日不死，到壬癸日病情就会维持稳定不变状态，到了甲乙日病即好转。患肝病的人，在早晨的时候精神比较清爽，傍晚的时候病就加重，到半夜时便安静下来。肝木性喜条达疏散而恶抑郁，所以肝病宜急用辛味来发散，若需要补，以辛味来补，若需要泻，则以酸味泻之。

【原文】

肝之合筋也，其荣爪也，其主肺也……多食辛，则筋急而爪枯。

——《黄帝内经·素问·五藏生成》

【解读】

肝脏外合于筋，所以肝脏的情况会表现在爪甲上，制约肝脏的是肺……辛辣食物吃得太多，会伤肝，而肝主筋，所以会出现筋脉禁拘挛、爪甲枯槁不荣的症状。

【原文】

肝风之状，多汗恶风，善悲，色微苍，嗌干，善怒，时憎女子、诊在目下，其色青。

——《黄帝内经·素问·风论》

【解读】

肝风的症状是多汗怕风，容易悲伤。面色微青，咽喉干燥，容易发怒，常常厌恶女色。诊察的时候要注意眼睛下面，容易见到皮肤发青。

【原文】

肝热病者，小便先黄，腹痛多卧，身热。热争则狂言及惊，胁满痛，手足躁，不得安卧。庚辛甚，甲乙大汗。气逆则庚辛死。刺足厥阴少阳，其逆则头痛员员，脉引冲头也。

——《黄帝内经·素问·刺热》

【解读】

肝热病人，小便先发黄，有腹痛的症状，喜欢躺着，身体发热。热邪和正气相争，就会狂言惊骇，胁肋部胀满疼痛，手足躁动，不能平静地躺下休息；遇到庚辛日，病情会加重，遇到甲乙日则会出大汗，身热会稍微减退，如果邪气上逆，庚辛日会死。治疗当针刺足厥阴肝经和足少阴肾经。如果肝气上逆，则会出现头痛昏晕的症状，这是热邪由肝经上冲到了头部导致的。

【原文】

肝，悲哀动中则伤魂，魂伤则狂忘不精，不精则不正，当人阴缩而挛筋，两胁骨不举，毛悴色夭，死于秋。

——《黄帝内经·灵枢·本神》

【解读】

肝过于悲伤则会影响内脏，就会伤魂。魂伤，就会有异常的表现，导致肝脏失去藏血的作用，那样就会阴器萎缩、筋脉拘挛、两胁不能舒张，进而毛发憔悴，面色异常，会死于秋季。

【原文】

邪在肝，则两胁中痛，寒中，恶血在内，行善掣节，时脚肿。取之行间，以引胁下，补三里以温胃中，取血脉以散恶血；取耳间青脉，以去其掣。

——《黄帝内经·灵枢·五邪》

【解读】

病邪在肝脏，会发生两胁疼痛，寒气留在体内，气血不通，瘀血就会滞留，走路时经常牵引关节引起疼痛，并且时常出现脚肿的症状。治疗时应当取行间穴，以引胁肋间的郁结之气下行；并且要同时补足三里穴以温胃和中；对于有淤血的脉络，要用针刺将淤血散开；再取耳轮后青络（俗称青筋）上的瘈脉穴，以除去关节牵拉的疼痛。